ROMEON
VERLAG

Schamanen und ihre Spirits
1. Auflage, erschienen 11-2022

Umschlaggestaltung: Kurt Fenkart
Text: Kurt Fenkart
Layout: Romeon Verlag

ISBN: 978-3-96229-418-2

www.romeon-verlag.de

Bibliografische Information der Deutschen Nationalbibliothek:
Die Deutsche Nationalbibliothek verzeichnet diese Publikation in der Deutschen Nationalbibliografie; detaillierte bibliografische Daten sind im Internet über *http://dnb.dnb.de* abrufbar.

Kurt Fenkart

Schamanen und ihre Spirits

Unsichtbare Heiler, Helfer, Berater in der schamanischen Praxis

*»Ihr könnt euch das noch immer nicht vorstellen, ihr Weißen, aber die Spirits sind genauso real wie du und ich, Kurt.
Du brauchst sie nur um Hilfe zu bitten, und schon sind sie da.
Aber was du aus der Botschaft machst,
ist natürlich deine Sache …«*

Elk Heart, Schamane der Lakota-Sioux
(einer meiner spirituellen Lehrer)

Inhalt

Liebe Leserin, lieber Leser,

mein erstes Buch trägt den kräftigen Titel Auch du bist ein Schamane. Und dieses hier könnte gut und gern Du bist nie allein heißen, denn in seinem Mittelpunkt stehen die zahllosen unsichtbaren Helfer in der spirituellen Welt, die nur darauf warten, uns in unserer persönlichen Entwicklung beizustehen. Und das Schöne ist: Das Einzige, was wir benötigen, um in den Genuss dieser unschätzbar wertvollen Unterstützung zu kommen, sind Aufgeschlossenheit und Akzeptanz. Die Anerkennung des Tatbestandes, dass es mehr gibt zwischen Himmel und Erde, als es der Alltagsverstand nahelegt.

Sollten Sie bereits einen Blick auf das Inhaltsverzeichnis geworfen haben, ist bei Ihnen vielleicht der Eindruck entstanden, dass die Reihenfolge der Kapitel in diesem Buch beliebig ist. Und in gewisser Weise stimmt das auch. Das Reich der Geister ist allumfassend, sodass es sich einer einfachen linearen Darstellung entzieht. Lesen Sie also ruhig diejenigen Kapitel zuerst, deren Themen Sie intuitiv am meisten ansprechen. Dagegen ist absolut nichts einzuwenden – solange Sie

»nur« aus einem allgemeinen Interesse am Schamanismus heraus zu diesem Buch gegriffen haben.

Falls Sie es jedoch als Arbeitsanleitung zur Erweiterung Ihrer schamanischen Kompetenz nutzen möchten, sollten Sie es am besten von vorn bis hinten durchlesen, denn die Übungspraktika, die sich jedem Einzelkapitel anschließen, folgen ihrer eigenen inneren Logik und bauen aufeinander auf.

Wie Sie vorgehen, ist also ganz Ihnen und Ihren persönlichen Bedürfnissen überlassen.

Und mir bliebe eigentlich nur noch, Ihnen viel Spaß, Erfolg und spannende Aha-Erlebnisse zu wünschen …

… wären da nicht noch zwei Dinge, die mir am Herzen liegen:

Erstens muss ich mich bei den Leserinnen unter Ihnen entschuldigen, weil ich des besseren Leseflusses wegen auch in diesem Buch wieder das generische Maskulinum verwende und auf die grammatikalisch weibliche Form verzichte. Dafür bitte ich um Ihr Verständnis.

Und zweitens möchte ich Ihnen sagen, dass meine beiden Bücher völlig voneinander unabhängig sind. Um **Schamanen und ihre Spirits** (hoffentlich!) genießen zu können, brauchen Sie also nicht vorher **Auch du bist ein Schamane** gelesen zu haben. Allerdings ergänzen sie sich ganz schön, wie ich finde (und diese äußerst subtile Form der Eigenwerbung verzeihen Sie mir bitte auch … ☺).

In diesem Sinne grüße ich Sie sehr herzlich Ihr Kurt Fenkart

Erste Begegnung mit einem Seelenheiler

Es war dunkel, nur das Mondlicht schien fahl in die Hütte. Ich lag auf dem Boden und wartete. Wartete darauf, dass die Wirkung des Ayahuascas einsetzte, wie die anderen auch. Miguel, der Schamane, hatte uns zu einer Heilungszeremonie eingeladen, von der er überzeugt war, dass sie uns guttun würde. »Uns« – damit meine ich eine kleine Gruppe von Europäern und Amerikanern, Bekannte und Freunde von Miguel.

Die Atmosphäre hatte etwas Unheimliches. Sogar die Kerze, die kurz zuvor noch gebrannt hatte, war jetzt aus. Damit wollte Miguel sicherstellen, dass wir so wenig wie möglich abgelenkt wurden und ganz bei unseren Gedanken und Gefühlen sein konnten.

Wir lagen auf Matten, hatten leichte Wolldecken über uns gelegt und harrten gespannt, nervös und etwas bang der Dinge, die da auf uns zukommen sollten. Denn niemand wusste, was geschehen würde, sobald die Wirkung des Gebräus einsetzte, das wir zu uns genommen hatten, und der Spirit des Ayahuascas seine Arbeit aufnahm.

Der Raum, in dem wir uns befanden, war sehr klein. Und Miguel hatte uns mit Nachdruck gebeten, ihn während der Zeremonie nicht zu verlassen, es sei denn, jemand musste dringend auf die Toilette, dann würde er nach draußen gehen dürfen, allerdings nur in Begleitung.

Für den Fall, dass sich jemand übergeben musste, hatte uns der Schamane kleine schwarze Plastiktüten in die Hand gedrückt.

Da ich fest entschlossen war, mich nicht zu erbrechen, hatte ich das Beutelchen zwar entgegengenommen, es aber achtlos neben mich gelegt. Mir würde schon nicht schlecht werden. Warum denn auch?

Als Miguel uns zu dieser heilenden Ayahuasca-Zeremonie eingeladen hatte, waren meine Frau Christine und ich noch zwiespältig gewesen. Unsere Bedenken, was eine eventuell auftretende Übelkeit betraf, hatte der Schamane zu zerstreuen versucht. »Nein«, sagte er, »so schlimm wird es schon nicht, es ist ganz leicht auszuhalten.«

Überzeugung geht anders!

Den Ausschlag aber hatte Miguels nächster Satz gegeben:

»Ihr bekommt bestimmt schöne Visionen.« Ich besprach mich kurz mit Christine und dann stand unser Entschluss fest: Wir würden an dieser Zeremonie teilnehmen.

In seinem gebrochenen Englisch hatte uns Miguel die Regeln erklärt, anschließend verschloss er die Tür, die nach draußen führte, und verabreichte uns die Mischung aus den Meisterpflanzen. Sie schmeckte ausgesprochen eklig.

Und nun lagen wir also mehr oder weniger ruhig da und versuchten uns zu entspannen. Ich schloss die Augen und muss wohl irgendwann eingeschlafen sein.

Jedenfalls wurde ich von einem Stöhnen geweckt. Es kam aus der linken Ecke des Raums, schräg gegenüber von mir, wo Jane lag, wie ich sie hier nennen möchte, eine der Amerikanerinnen aus unserer Gruppe. Ihr Stöhnen wurde immer lauter, ging bald in ein gequältes Ächzen über. Irritierend. Ich selbst merkte noch nicht viel. Nur so ein Flimmern vor den Augen und ein leichtes Kribbeln in den Händen.

Miguel versuchte Jane zu beruhigen, doch mit wenig Erfolg.

Bald schrie sie wie am Spieß, voller Panik. Die ganze Gruppe schreckte hoch. Plötzlich schien sich ein Schleier der Angst über uns alle gelegt zu haben.

Ich fragte Christine, wie sie sich fühle.

»Ein bisschen übel ist mir, aber es geht noch«, antwortete sie.

»Legt euch bitte alle wieder hin«, forderte Miguel uns auf.

»Bleibt ganz bei euch und lasst euch von Janes Stöhnen nicht irritieren. Ich werde bei ihr anfangen und ihr helfen, ihre schlechten Energien loszulassen.«

Also legten wir uns wieder hin. Ich versuchte dem Stöhnen keine Beachtung zu schenken und döste bald wieder ein. Im Traum erschienen mir Dämonen mit Fratzen wie aus einem schlechten Horrorfilm. Völlig verschreckt versuchte ich das Wachbewusstsein wiederzuerlangen.

Jetzt bloß nicht wieder einschlafen, um den Dämonen nicht noch einmal zu begegnen. Jane, die immer noch laut stöhnte und ächzte, sieht vermutlich ähnliche Bilder, dachte ich, und verstrickt sich immer tiefer in ihre Angst. Darauf hatte uns Miguel nicht vorbereitet. Und es wurde nur schlimmer. Mir war inzwischen leicht übel. Ich schlief nicht, war aber auch nicht wach. Kaum schloss ich die Augen, schossen die Dämonenfratzen wieder auf mich zu. Zombies mit verwesenden Gesichtern, wie Leichen, die zum Leben erwacht waren. Was für ein Horror! Und dazu die Angst, die große Angst, die ich empfand. Meine Übelkeit verstärkte sich. Doch ich konnte mich den Dämonenfratzen nicht entziehen. Zwischendurch zeigten sich auch normale, menschliche Gesichter, die mich verspotteten und auslachten. Andere hatten Masken auf, wie im Fasching. Sie alle stürzten kurz auf mich zu, als wollten sie mir einen Schreck einjagen, dann waren sie wieder verschwunden.

Die ganze Situation war irgendwie total ungut geworden. Mein Körper fühlte sich an, als gehörte er nicht mehr zu mir. Nur mit äußerster Konzentration konnte ich meine Hände und Beine noch spüren.

Ein Teil von mir hätte sich gern aufgerichtet, um diesem Schreckensszenario zu entkommen, letztlich aber war mir klar, dass ich dazu nicht imstande sein würde. Also ließ ich mich einfach weiter treiben und überließ mich den Visionen, die mich heimsuchten. Manche davon waren jetzt sogar recht hübsch anzusehen: farbige Lichtmuster in rascher Bewegung. Doch kaum hatte ich mich darauf eingestellt, verwandelten sie sich auch schon wieder in diese abscheulichen Fratzen.

Und dann hörte ich eine Stimme. Laut und vernehmlich sagte sie zu mir: »Das sind die Dämonen, die du anziehst.«

Wie bitte? *Ich* sollte Dämonen anziehen? Für mich war das erst einmal ein Schock. Dann kam eine diffuse Angst hinzu. Und entschiedene Ablehnung. Ich wollte das alles nicht, keine bösartigen Gestalten, keine Dämonen, die mich umgaben und nichts anderes im Sinn zu haben schienen, als mir Schaden zuzufügen. Und ich sollte sie auch noch angezogen haben? NEIN!

Und wieder löste sich aus den hübschen farbigen Lichtmustern eine Gruselgestalt, ein Auge halb ausgelaufen, das andere weiß und starr. Sie kam auf mich zu, am liebsten wäre ich davongelaufen, aber das ging natürlich nicht.

In meiner Verzweiflung rollte ich mich auf der Matte zusammen und versuchte mir die Wolldecke über den Kopf zu ziehen. Nur nichts sehen. Nicht diese Fratzen. Nicht diese Dämonen. Doch dann hörte ich wieder die Stimme in meinem Kopf: »Du kannst dich ihnen nicht entziehen, denn sie gehören zu dir. Du selbst bist es, der sie nährt: Mit jedem negativen Gedanken, mit jedem negativen Gefühl – mit Ärger, Zorn, Hass – nährst du sie, rufst du sie herbei.«

Ich hatte nur noch Fluchtgedanken: nichts sehen, nichts hören, bloß weg, weg, weg! Doch mein Körper verweigerte jede

Bewegung. Mir blieb nichts anderes, als einfach loszulassen. Und glücklicherweise beruhigte ich mich nach einer Weile wieder und auch meine Übelkeit legte sich etwas.

Ein weiteres Mal ließ mich von den schönen Lichtmustern betören.

Eine Zeit lang herrschte Ruhe im Raum und auch in meinen Visionen, dann war wieder Janes Stöhnen zu vernehmen. Ich weiß noch, dass es mich nun nicht mehr so irritierte. Im Grunde war ich wohl ganz froh, dass es mich von der Konfrontation mit meinen eigenen Schattenwesen ablenkte.

Jane hatte begonnen, sich heftig zu bewegen. Sie schüttelte sich, schlug in die Hände und schrie dabei herzzerreißend. Auch sie kämpft mit ihren Dämonen, wusste ich plötzlich, genau wie ich. Der Ayahuasca hatte die bösen Geister in uns freigesetzt.

Miguel sprach beruhigend auf Jane ein. Immer wieder sagte er zu ihr: »Ja, lass es raus, kämpf nicht dagegen an, lass es los, leiste keinen Widerstand …«

Obwohl ich auf meiner Matte lag und nicht einmal den Kopf gehoben hatte, um zu Jane hinüberzuschauen, fühlte ich mit ihr. Deutlich nahm ich die Panik wahr, in der sie sich befand. Dann hörte ich, dass sie sich erbrach. Miguel stand ihr weiterhin bei. Nicht alles, was er zu ihr sagte, konnte ich verstehen, er sprach jetzt zum Teil Spanisch und verwendete auch Worte, die für meine Ohren vollkommen fremdartig klangen. Es waren wohl spezielle schamanische Heilmantras, die er da von sich gab. Zwischendurch forderte er Jane auf Englisch immer wieder auf: »Versuch nicht dagegen anzukämpfen, lass alles raus.«

Doch es war ein langwieriger, mühsamer Prozess. Plötzlich fühlte ich mich an den Film *Der Exorzist* erinnert. Jane rang mit ihren unverarbeiteten Erinnerungen, mit allen negativen Erlebnissen, die sie je hatte, sie kämpfte mit ihren verdrängten Gefühlen, mit ihren Enttäuschungen, Verletzungen, allem, was sie im Laufe ihres Lebens unglücklich gemacht hatte. Und das jetzt loszulassen war so schmerzhaft, machte so viel Angst, tat so weh.

Die Dämonen, von denen wir verfolgt werden, sind tatsächlich nichts Fremdes, nichts von außen Kommendes, sondern ebendiese negativen Gefühle, die uns immer wieder heimsuchen. Doch es hilft ja nichts: Wir müssen uns ihnen stellen, wenn wir heil werden wollen.

Es gibt verschiedene Möglichkeiten, diesen Konfrontationsprozess in Gang zu setzen (siehe auch das fünfte Kapitel dieses Buches), eine davon sind Rituale mit psychoaktiven Substanzen wie dem Ayahusca.

Denn der Spirit des Ayahuascas ist ein Heiler: der Heiler, der diese Dämonen freisetzt, ihre Energien in uns löst und lockert.

Genau so ist es. Die Erkenntnis kam mir ganz plötzlich. Während Jane auf ihrer Matte hockte und tobte, panisch schrie und in die Hände klatschte. Und noch etwas wusste ich auf einmal mit größter Sicherheit: Es war die Angst, die mich die ganze Zeit so eng mit Jane verbunden hatte, die Angst, mich selbst genauso qualvoll mit meinen Dämonen herumschlagen zu müssen wie sie.

Nachdem Jane sich allmählich beruhigt hatte, wieder still dalag und nur noch leise vor sich hin wimmerte, wurde mir übel. Von Minute zu Minute fühlte ich mich schlechter. Ein Brechreiz stieg in mir auf, den ich bald nicht mehr unterdrücken konnte. Mühsam richtete ich mich auf, griff nach dem schwarzen Beutel neben meiner Liege und erbrach mich.

Es war, als würden sich Unmengen negativer Energie aus meinem Mund ergießen. Was für eine Erleichterung!

Nachdem ich einen Knoten in die Plastiktüte gemacht hatte, um sie zu verschließen, legte ich mich wieder hin und genoss das angenehme Gefühl der Befreiung.

Wieder stellten sich die bunten, bewegten Lichtmuster ein. Und jetzt konnte ich sie nach Herzenslust genießen. Ich wurde von einem starken Gefühl der Freiheit und Zufriedenheit durchflutet, war richtig glücklich. Genoss den Nachhall der Erleichterung in meinem Inneren und dämmerte in einem merkwürdigen Zustand vor mich hin, irgendwo zwischen Traum, Schlaf und Wachsein. Ich folgte den Lichtmustern und ließ mich von ihren Farben einhüllen. Auch meine Aura empfand ich als bunter und leuchtender, bedeutend sauberer, reiner als zuvor.

Den anderen muss es wohl ähnlich ergangen sein, denn ein paar Minuten lang herrschten Ruhe und sanfte Stille. Dann näherte sich die Zeremonie ihrem Ende. Als Miguel die Kerze in der Mitte des Raums wieder anzündete, setzten wir uns einer nach dem anderen auf, wir rieben uns die Augen, räkelten uns. Jane schräg links von mir, eine andere Frau, ich glaube, sie war Engländerin und hieß Erica, direkt gegenüber, dann noch ein Pärchen, Tom und Ann, an meiner Seite Christine.

Ich fühlte mich entspannt wie nach einem langen, erholsamen Schlaf, und die anderen empfanden es, glaube ich, genauso. Noch sprachen wir nicht, nur Tom und Ann wechselten flüsternd ein paar Worte. Ich schaute Erica an, irgendwie blicklos, nur so, weil sie mir eben unmittelbar gegenübersaß. Dann plötzlich … nein, das konnte doch nicht sein … Ihr Gesicht konnte sich doch nicht verändern … nicht so … Das war bestimmt nur eine Täuschung. Jetzt schaute ich genauer hin. Und tatsächlich: Ericas Gesicht war zu einer jener Fratzen geworden, die ich in meinen Visionen gesehen hatte. Ganz real! Da ich meinen Augen nicht traute, rieb ich sie mir erneut, blinzelte, schaute die anderen an, dann konzentrierte ich mich ganz auf Erica. Sie war kaum mehr wiederzuerkennen. Aber das gab es doch nicht. Das Gesicht eines Menschen konnte sich doch nicht so dramatisch verändern.

»Siehst du das auch?«, fragte ich Christine leise, halb in der Hoffnung, dass ich mir das alles eingebildet hatte.

Doch zu meiner großen Überraschung antwortete sie: »Komisch. Es sieht so aus, als hätte Erica jetzt ein ganz anderes Gesicht.« Es war also kein Hirngespinst von mir. Ericas Gesicht hatte sich wirklich verändert. Und es schien kein Ende nehmen zu wollen: Mal hatte sie das Gesicht einer leidenden, alten Frau, dann sah sie wieder jung und unbeschwert aus, nur um sich wenig später erneut in eine Dämonenfratze zu verwandeln. Ihre Züge wechselten ständig den Ausdruck.

Da niemand der Anwesenden Deutsch verstand, brauchten wir keine Rücksicht auf die anderen zu nehmen. Leise flüsternd tauschten wir uns über unsere Wahrnehmungen aus.

Und immer stimmten sie hundertprozentig überein. Es war unglaublich. Ein Rätsel, was da geschah. Und das Verrückteste: Bei Tom und Ann beobachteten wir Ähnliches, auch ihre Gesichter veränderten sich. Auch sie wurden einen Moment lang immer wieder zu Dämonenfratzen, gleichsam als würde sich eine Maske davorschieben.

Als wir alle wieder vollkommen in die Gegenwart zurückgekehrt waren, gab Miguel das Zeichen zum Aufbruch. Er zündete die Lampe an der Decke an und verabschiedete sich von uns.

Das Rätsel der sich verändernden Gesichter blieb einstweilen ungelöst. Christine und mich beschäftigte es weiterhin, sogar noch Monate später, als wir schon lange wieder zu Hause waren. Wir meinten auch eine mögliche Erklärung gefunden zu haben: Bei den Fratzen, die wir in den Gesichtern von Erica, Tom und Ann gesehen hatten, könnte es sich um die »Reste« der Dämonen in ihrer Aura gehandelt haben, dachten wir uns. Der Spirit des Ayahuascas musste sie gelockert und schließlich ganz vertrieben haben.

Jahre später wurden wir ein weiteres Mal mit diesem merkwürdigen Phänomen konfrontiert, während einer Heilungszeremonie bei dem Schamanen José im heiligen Tal der Inkas.

Auch dieses Ritual fand nach Einbruch der Dunkelheit statt. Doch José arbeitete nicht mit dem Ayahuasca zusammen wie Miguel, sondern mit einer anderen Meisterpflanze, dem San- Pedro-Kaktus, der in Peru weit verbreitet ist. Die Pflanzenmischung war schon fertig zubereitet, als unsere Gruppe eintraf, die diesmal nur aus Amerikanern und Kanadiern bestand – abgesehen von Christine und mir natürlich.

San Pedro sei etwas sanfter als der Ayahuasca, erklärte uns José. Es könnte uns davon höchstens etwas schwindelig werden. Ansonsten sollten wir einfach auf die energetischen Reinigungsprozesse vertrauen, die sich ganz natürlich einstellen würden. Der Spirit San Pedros helfe, schlechte Erfahrungen und verdrängte Emotionen aufzulösen, sodass das weitere Leben nicht mehr unnötig von diesen Energien belastet würde.

Die Zeremonie dauerte mehrere Stunden. Dabei stimmte José immer wieder seine Icaros an, wie die Heilgesänge der peruanischen Schamanen genannt werden und die dazu dienen, die Energien zu lenken.

Bei mir ereignete sich diesmal nichts Spektakuläres. Doch John, ein Kanadier, tat sich ausgesprochen schwer mit der Zeremonie. Nachdem die Wirkung der Pflanze eingesetzt hatte, kämpfte und schrie er und stöhnte laut – ganz ähnlich wie Jane seinerzeit bei unserem Ayahuasca-Erlebnis mit Miguel.

Christine und ich, die wir in der Zwischenzeit schon einige einschlägige Erfahrungen hatten sammeln können, empfanden großes Mitgefühl mit John. Wie erbittert er sich den Dämonen, die in ihm tobten, entgegenstemmte. Doch da musste er jetzt durch. Wenn er anschließend ein befreiteres, leichteres Leben führen wollte, musste er sich seinen verdrängten Gefühlen stellen. Die Dämonen zulassen, um sie loszuwerden … Doch obwohl sich Johns Kämpfe sogar noch dramatischer gestalteten als bei Jane, beruhigte auch er sich irgendwann.

Mit einem letzten, die Seele berührenden Icaro beendete José die Zeremonie, schaltete die elektrische Deckenbeleuchtung an und verließ den Raum, um eine Suppe für die Gruppe vorzubereiten, die, wie er sagte, unserer »Erdung« dienen sollte.

Wir saßen da und tauschten uns leise über unsere Erfahrungen aus. Alle außer einer Frau namens Harriet. Sie lag immer noch auf ihrer Matte, vollkommen reglos, und starrte vor sich hin. Auf einmal fing sie an zu stöhnen. Offensichtlich hatte sie den Reinigungsprozess bis jetzt zu unterdrücken versucht. Nun aber ging es bei ihr los. Und wie! Wir spürten ihre Angst, ihre Panik. Ihr Atem raste so schnell, so heftig, dass sie anfing zu hyperventilieren. Christine und ich machten uns bereit, ihr gegebenenfalls Hilfe zu leisten. Doch schließlich kümmerte sich Harriets Mann sehr liebevoll um sie.

Und dann geschah es wieder: Plötzlich veränderte sich Harriets Gesicht zu einer Dämonenfratze. Christine beobachtete es auch, gab sie mir zu verstehen. Das Gesicht der jungen Amerikanerin maskierte und demaskierte sich im Rhythmus ihres Atems. Beim Einatmen sah sie ganz normal aus, beim Ausatmen legte sich die Fratze des Dämons über ihre Züge.

Bestimmt zehn, fünfzehn Minuten lang ging das so. Kein Zweifel: Harriet befreite sich von ihren »dämonischen« Anhaftungen und Besetzungen. Und dieser Prozess spiegelte sich höchst dramatisch in ihrem Gesicht wider, in der raschen Abfolge leidvoller, bösartiger, schöner Antlitze. Fantastisch!

Nach und nach begaben sich die Leute in die Gaststube. Auch Christine und ich setzten uns dazu, wir aßen unsere Suppe und gingen dann schlafen.

Nachdem wir dem Phänomen der »Gesichtsverwandlung« nun bereits zum zweiten Mal begegnet waren, sprachen wir José am nächsten Tag darauf an.

Der Schamane bestätigte unsere Vermutung: Die Meisterpflanze hatte die negativen Energien, die in Harriets Aura gespeichert waren, tatsächlich gelockert. Ferner erzählte uns José, dass auch er negative Energien wahrnehme, wie alle Schamanen, und dass er anhand der verschiedenen Gesichtsausdrücke des jeweiligen Menschen nicht nur sagen könne, welche Energien es im Einzelnen waren, die sich in ihm festgesetzt hatten, sondern auch in der Lage sei zu beurteilen, wie weit der Heilungsprozess bei ihm bereits fortgeschritten sei. Als Faustregel könne gelten: Je mehr negative Energie aus einem Menschen austrete, desto besser sei es. (Wobei natürlich nur austreten kann, was vorhanden ist. Wenn ein Mensch von vornherein wenig negative Energien hat: umso besser.) Es hänge alles vom Charakter des Betreffenden und von seinen Erlebnissen und Erfahrungen der Vergangenheit ab.

Eine schamanische Heilzeremonie dient also immer auch der Reinigung. Und die Spirits sind es, die sie auslösen und befördern.

Substanzen irgendeiner Art sind dafür nicht unbedingt nötig.

Aber ohne die Geister … ohne die Geister geht gar nichts.

Eins

Die Welt der Spirits

Für die Naturvölker ist die Welt der Spirits heute noch so selbstverständlich wie für uns alles Materielle. Auch für unsere Vorfahren war es so. Erst im Zeitalter der Aufklärung verschwanden die Geister aus dem Denken und den Vorstellungen der westlichen Welt, da sich die aufkommende Naturwissenschaft ausschließlich auf die Materie konzentrierte. In dem Maße, in dem sie sich weiterentwickelte, wich auch der Glaube an das Übernatürliche und das ursprünglich einheitliche Weltbild, in dem Geister ebenso Platz hatten wie die materiellen Erscheinungsformen, erfuhr eine Spaltung. Die Welten trennten sich: hier alles Materielle, dort das Reich des Unsichtbaren, Geistigen. Und je größer die Fortschritte wurden, die die Wissenschaften machten, desto mehr entfernte sich der Mensch von der unsichtbaren, jenseitigen Welt. Was übrig blieb, waren einige wenige religiöse Rituale – der Kontakt zur Spiritualität aber kam vielfach abhanden.

Historisch ist dieser Prozess durchaus nachvollziehbar: Es handelte sich um einen Machtkampf zwischen der aufgeklärten (Natur-)Wissenschaft und dem Klerus. Grob gesagt, stehen sich seit dem ausgehenden Mittelalter zwei große geistige Strömungen gegenüber, die auch heute noch die Welt dominieren: Wissenschaft und Liberalismus auf der einen Seite, Religion und Konservatismus auf der anderen.

Praktisch bedeutete dies jedoch, dass sich die Menschen nicht vom Einfluss der kirchlichen Lehren emanzipieren konnten, ohne sich dabei auch von ihrer Spiritualität zu verabschieden.

Die technologischen Fortschritte des 19., insbesondere aber des 20. Jahrhunderts kamen einer Revolution gleich, die das Leben von Grund auf umwälzte. Der Mensch schickte sich an, den Weltraum zu erobern, das Internet ermöglicht seit Jahren weltweit Kommunikation in Sekundenschnelle. Die »Machbarkeit« regiert, als »real« gilt, was technisch durchführbar ist. Und die Folge: Die Welt der Geister ist noch weiter in die Ferne gerückt.

Die Wissenschaft erklärt alles materiell – oder versucht es doch zumindest, selbst den Geist und die Seele. Der Geist: bloß eine Hirnfunktion; die Unsterblichkeit der Seele: reine Wunschvorstellung, der bange Versuch, der Endlichkeit des menschlichen Lebens zu entfliehen.

Doch andererseits besteht auch Hoffnung: die Quantenforschung ist auch eine Wissenschaft, und zwar auf allerhöchstem Niveau. Und dieser Forschungszweig dringt immer mehr in die unsichtbare Welt der Energien vor – in das Reich der Geister, wie die Naturvölker sagen würden.

So wurden beispielsweise Theorien über vermutete Paralleluniversen aufgestellt, in denen wir unendlich viele Doppelgänger hätten – unfassbar für den physikalischen Laienverstand! Unser Kosmos – ein Labyrinth von Universen, die über »Wurmlöcher« miteinander verbunden sind?

Seit jeher haben die Menschen versucht, sich die Welt zu erklären, und neue Begriffe für ihre jeweiligen Erkenntnisse gefunden. »Geist« zum Beispiel oder »Seele«. Könnten unsere Vorfahren mit diesen Ausdrücken nicht jenes Phänomen erfasst haben, das wir heute mit dem Begriff der »Energien« belegen (auch ohne es vollkommen durchdrungen zu haben)?

Die Wissenschaft der Zukunft wird die Kluft zwischen dem Materiellen und der geistigen Welt eines Tages vermutlich überwinden. Noch allerdings ist es nicht so weit. Noch verfügen wir nicht über die technischen Möglichkeiten einer unmittelbaren

Kontaktaufnahme mit den Anderswelten. Und vielleicht ist Technik ja auch nicht die Antwort. Denn der Mensch war schon immer in der Lage, mit der geistigen Welt zu kommunizieren – und ist es auch heute noch. Denken wir etwa an das Fachgebiet der Medizin. Dass geistiges Heilen zielführend sein kann, wäre von der abendländischen Orthodoxie noch bis vor zwanzig Jahren unwidersprochen abgestritten worden. Und herrschende Mehrheitsmeinung ist das auch heute noch. Wegweisende Forschungsergebnisse weisen mittlerweile jedoch darauf hin, dass Heilung auch auf Wegen erfolgen kann, von denen die Apparatemedizin nichts weiß. Das Problem ist nur die Forderung nach Objektivität und Wiederholbarkeit, auf der das bisherige naturwissenschaftliche Denken beruht. Und manche Phänomene sind nun einmal so fein, so subtil, dass sie sich unseren gegenwärtigen Untersuchungsmethoden (noch) entziehen. Aber das ist ein weites Feld – und nicht Gegenstand dieses Buches. Kommen wir also zu den Begriffen »Geist« und »Seele« zurück.

Auch die moderne Psychologie benutzt diese Begriffe. »Geist« etwa wird in dieser Disziplin gleichbedeutend mit analytischem Denken, Ratio, Intelligenz oder Klugheit verwendet – alles Kompetenzen der linken Gehirnhälfte, wenn man so will.

Mit dem Ausdruck »Seele« dagegen belegt die Psychologie die Aktivitäten der rechten Hirnhemisphäre. Demnach ist »Seele« in dieser Disziplin eine Metapher für das Nicht-Rationale, die Gesamtheit unserer Gefühlsregungen.

Sowohl bei den Naturvölkern als auch in den großen Religionen werden die Begriffe »Geist« und »Seele« jedoch weiter gefasst und sind mehr als bloße Metaphern. In vorindustriellen Gesellschaften, aber auch in den Religionen der Welt bezeichnet »Seele« den unsterblichen Teil des Menschen, der nach seinem körperlichen Tod in ein irgendwie geartetes Jenseits eingeht.

Jenseitsvorstellungen gibt oder gab es in allen Kulturen. Nur dem heutigen abendländisch-modernen Menschen rein rationaler Prägung ist dieses Konzept fremd geworden. Seither stehen sich zwei Weltbilder unversöhnt gegenüber: das rein materielle und das der Gläubigen. Denn jenseits aller Konfessionen besteht ein Konsens unter den Gläubigen: der Glaube an die Existenz einer unsichtbaren Welt jenseits der materiell greifbaren.

Auch bei den Vertretern des materiellen Weltund Menschenbildes herrscht in einem Punkt Einigkeit: Sie glauben an nichts, was sich nicht messen, wiegen, prüfen oder streng wissenschaftlich beweisen lässt.

Beide Weltbilder beruhen also auf reinem Glauben. Die einen glauben an die Existenz der unsichtbaren geistigen Welt, die anderen glauben, dass es sie nicht gibt.

Eine Pattsituation, wie sie im Buche steht.

Denn so wie diejenigen, die an eine andere Welt glauben, deren Existenz nicht beweisen können, können ihre Gegner auch das Gegenteil nicht beweisen.

Zwar gilt im Allgemeinen das als richtig, wovon die Mehrheit überzeugt ist – aber Kopfzahlen sagen gar nichts aus. Über die Wahrheit lässt sich nicht mittels einer Abstimmung befinden.

Ich möchte die Verdienste der Wissenschaft beileibe nicht schmälern. Generationen von Forschern haben unendlich viel dazu beigetragen, unser Leben bequemer und vielleicht auch leichter zu machen. Das Einzige, was ich erwarte, wäre ein bisschen Demut: das stillschweigende Eingeständnis, dass auch die Naturwissenschaft ihre Grenzen hat und nicht alles erklären kann, jedenfalls im Moment noch nicht.

Oder ist das schon zu viel verlangt?

Psychologie oder Schamanismus?

Nun möchte ich noch einmal auf die Psychologie zurückkommen: Um geistig-seelische Vorgänge zu erklären, bedient sie sich zweier weiterer Begriffe, die längst auch in unsere Alltagssprache eingegangen sind: »Bewusstsein« und »Unterbewusstsein« beziehungsweise »das Unbewusste«.

Die Grenzen, die das Bewusste vom Unbewussten trennen, sind jedoch fließend. Wenn wir zum Beispiel bewusst – also aufmerksam – ein Buch lesen, sagen wir einen Roman, folgen wir den Handlungssträngen und unterscheiden die Charaktere der auftretenden Figuren. Parallel zu diesem bewussten Prozess entstehen beim Lesen aber auch Bilder, wir hören die Gestalten sprechen, sehen sie geradezu vor uns und können sie mitunter sogar riechen. Der Text löst also Assoziationen und Fantasiegebilde aus, die nicht mehr eindeutig dem Bewussten zuzuordnen sind.

Manche Vorgänge laufen auch gänzlich unbewusst ab, beispielsweise der gesamte Stoffwechsel, den wir nur an seinen morgendlichen Endprodukten erkennen – oder erst bewusst erleben, wenn der Magen drückt, weil die Verdauung streikt.

Auf der unscharfen Grenze zwischen dem Bewussten und dem Unbewussten liegen auch all jene Abläufe, die sich »automatisiert« haben, sodass sie sich im Normalfall der bewussten Wahrnehmung entziehen. Das Autofahren ist dafür ein beliebtes Beispiel. Wer einmal über genügend Praxis verfügt, braucht nicht mehr nachzudenken: Kuppeln, Gang einlegen, Gas geben … geht alles wie von selbst. Und in der Regel bremsen wir auch genau im richtigen Moment, ohne bewusst dem Fuß einen Befehl dafür zu erteilen. Das alles erledigt das Unterbewusstsein für uns. Wir haben die einzelnen Schritte und ihre Abfolge gelernt, trainiert, automatisiert. Und das Einzige, was noch der bewussten Aufmerksamkeit bedarf – dies allerdings immer und unter allen Umständen –, sind die Straßenund Verkehrsverhältnisse.

Weil sie jedoch allein mit den Begriffen Bewusstsein und Unterbewusstsein noch immer nicht alle geistig-seelischen Vorgänge, die sie interessieren, erklären konnte, hat die Psychologie Zuflucht bei weiteren Differenzierungen gesucht. So spricht sie etwa vom Über-Ich (insbesondere die Freud'sche Schule) und meint damit die gesellschaftliche Kontrollinstanz, die in unseren Köpfen am Werk ist und darauf achtet, dass wir uns nicht »danebenbenehmen«. Ein anderer Begriff der Psychologie (den vor allem die Vertreter der Jung'schen Richtung verwenden) ist das kollektive Unbewusste, eine Art Reservoir des unbewussten Wissens aller Menschengenerationen, zu dem jeder von uns Zugang hat, ob er sich dessen bewusst ist oder nicht.

Die verschiedenen Strömungen der Psychologie kennen noch viele, viele weitere Begriffe, mit denen sie versuchen, sich und uns das schwer Erklärbare verständlich zu machen. Ich will sie hier gar nicht alle aufzählen. Wichtig ist mir nur: All das, was die Psychologen meinen, wenn sie von Bewusstsein, Unterbewusstsein oder auch dem kollektivem Unbewussten sprechen, kennen die Schamanen dieser Welt ebenfalls. Nur benennen sie es anders. Schamanen sprechen von Geist und von Seele und beziehen diese Begriffe nicht nur auf den Menschen, sondern auch auf die Natur – und mehr noch, wie wir in den folgenden Kapiteln sehen werden: auf alles, was ist.

Und dieses All-Umfassende des Schamanismus ist vielleicht auch schon der größte Unterschied gegenüber dem Materialismus gleich welcher Art.

Wenn die Schamanen von »anderen Welten« sprechen, meinen sie damit *andere Realitäten*, unterschiedliche Wirklichkeiten, die einander durchdringen und sich gegenseitig beeinflussen.

Diesen Übergang von einer Realität in die andere erleben wir täglich: Wenn wir abends ins Bett gehen, sinken wir zuerst in einen trance-ähnlichen Zustand des Tagträumens, bevor wir einschlafen und »richtig« träumen, wobei auch das Gehirn immer wieder sehr aktiv wird.

Beim Träumen tauchen wir in eine ganz andere Realität ein, eine metaphorische, bildhafte, kreative Welt, die uns jedoch nicht weniger »wirklich« erscheint als das Leben sonst auch. Und erst beim Aufwachen, wenn wir wiederum in die Alltagsrealität überwechseln, wird uns bewusst, dass wir geträumt haben.

Viele Menschen begegnen in dieser Realität des Traumes lieben Verstorbenen, kommunizieren mit ihnen und sind mitunter traurig, wenn sie aufwachen und realisieren, dass es »nur« ein Traum war. Manche begegnen auch Tieren oder durchstreifen buchstäblich traumhaft schöne Landschaften.

Im Traum ist das Traumgeschehen völlig real, im Alltag das Alltagsgeschehen. Zwischen beiden Welten gibt es Berührungspunkte, sie wirken aufeinander ein, aber letztlich sind es zwei verschiedene Realitäten.

Die Naturwissenschaften betrachten Träume unter biochemischen und/oder elektrischen Gesichtspunkten der Gehirnaktivität. Die Schamanen haben eine andere Deutung, denn sie wissen: Wenn sich der Körper zum Schlafen legt, wird der Geist frei und geht auf Reisen.

Auch die Psychoanalyse, der Freud'sche Zweig der Psychologie, begreift die Bedeutung der Träume – und versucht sie zu deuten, um den Geheimnissen der Seele auf die Spur zu kommen.

Einer der Unterschiede, die den Psychoanalytiker vom Schamanen trennen, ist die Richtung, die die Seele im Traum einschlägt. Für den Schamanen besucht sie die andere Welt, für den Psychoanalytiker das Reich der inneren Bilder und Fantasien.

Aber auch in der Definition der Seele bestehen gewisse Unterschiede. Schamanische Kulturen betrachten die Seele als etwas Eigenständiges, das den Körper verlassen kann, etwa nachts im

Traum. In der Psychoanalyse oder der Psychologie insgesamt dagegen wird die Seele eher als Metapher gesehen, als Konstrukt des Hirns zur Interpretation von Gedanken und Gefühlen.

Schamanismus und Psychologie präsentieren also unterschiedliche Denkmodelle, mit denen versucht wird, geistig-seelische Vorgänge, die Welt als solche oder gar das Universum in seiner Gesamtheit zu erklären.

Aber ein Modell ist ein Modell und nicht die Wirklichkeit.

Unser Verstand reicht offenbar nicht aus, die Unermesslichkeit der Schöpfung zu erfassen – das »große Mysterium«, wie die Indianer Nordamerikas sagen, und mir persönlich gefällt dieser Ausdruck gut, weil er Respekt und Bescheidenheit beinhaltet. Auch die Demut, die ich am Anfang dieses Kapitels bereits angesprochen habe. Und ich halte es für ein gutes Zeichen, dass die besten Atom und Quantenphysiker großen Respekt vor der Schöpfung zeigen und vor den Geheimnissen, die sie birgt.

Auch der Schamanismus bietet also nur Modelle der Wirklichkeit an und bildet sie nicht eins zu eins ab.

Allerdings finde ich es interessant, dass sich in den schamanischen Kulturen auf den verschiedenen Kontinenten und voneinander unabhängig sehr ähnliche Denkmodelle entwickelt haben.

In der Regel gliedern sie die Welt in drei Bereiche. So ist es etwa bei den Samen der Fall, einem nordeuropäischen Volksstamm, der heute noch sehr ursprünglich lebt.

Ein weiteres Beispiel sind die Inkas, die eine solche Einteilung ebenfalls kennen. Sie nennen nicht nur unseren Planeten Pachamama (»Pacha« bezeichnet Natur, Raum, Universum und Zeit; »Mama« heißt wie bei uns Mutter), sondern auch das Universum, von dem »Mutter Erde« nur ein Teil ist. Das große Ganze selbst untergliedern sie in Ukupacha, Kaipacha und Hanaqpacha, was übersetzt in etwa heißt: unteres Universum, mittleres Universum und oberes Universum. Kaipacha, das mittlere Universum, wiederum besteht aus einem sichtbaren materiellen und einem unsichtbaren spirituellen Teil.

Das Christentum kennt übrigens eine ähnliche Dreiteilung der Welt – die in Erde, Himmel und Hölle. Interessant dabei:

Die Kirchenväter dämonisierten alles, was in den schamanischen Kulturen dem unteren Universum zugeordnet wurde und wird. Darin drückte sich der Machtanspruch der Kirche aus, der unbedingte Wunsch, sich durchzusetzen und ihrem Gott, dem Gott der Christen, die unbeschränkte Vormachtstellung zu sichern. Die Folge: Unsere Kultur hat heute keine Begriffe mehr für die Beschaffenheit der drei Universen und deren Bewohner.

In einem hatten die Christen allerdings recht: Das mittlere Universum birgt tatsächlich Gefahren; es wird auch (aber keineswegs ausschließlich) von Geistern bewohnt, die dem Menschen nicht unbedingt wohlgesinnt sind. Aber dazu später mehr.

Drei Universen

Das für uns Menschen im Alltag wichtigste Universum ist das mittlere. Denn darin eingebettet sind sowohl die Erde als auch das, was wir im Allgemeinen als Weltall bezeichnen, also unser Sonnensystem mit seinen Planeten – aber nicht nur das; andere Sternensysteme gehören ebenfalls dazu, sodass man sagen kann: Alles, was wir mit unseren heutigen technischen Möglichkeiten sehen oder erfassen können, ist Bestandteil des mittleren Universums.

Kaipacha, ebendieses mittlere Universum, verfügt neben dem sichtbaren Teil auch über einen unsichtbaren, der alle Energien umfasst, die für unsere Messgeräte nicht wahrnehmbar sind – die Geister.

Man kann sich diesen nichtphysischen Teil des Universums so ähnlich vorstellen wie die Erde. So, wie es auf unserem Planeten Kontinente, unterschiedliche Landschaften mit Bergen und Tälern, Wüsten und Wassergebieten, Urwäldern, kalten, warmen und heißen Regionen gibt, so vielfältig ist auch dieses andere Universum und seine Bewohner. Wobei man sagen muss, dass die Bewohner des mittleren Universums nicht unbedingt alle mitfühlend sind. Im Gegenteil: Manche können ganz schön egozentrisch, selbstsüchtig und den Menschen nicht gerade freundlich gesinnt sein.

Die Hauptbewohner des unteren Universums sind Tiere in einer höheren Entwicklungsstufe außerhalb von Zeit und Raum. Dieses Kriterium – die von Zeit und Raum unabhängige Existenz – gilt aber nicht nur für das untere, sondern auch für das obere Universum. Was es uns natürlich extrem erschwert, ihre Bewohner zu erfassen oder gar zu begreifen. Im Grunde aber kann man sagen: Es handelt sich um Wesenheiten, die bereits in den Anfängen der Menschheitsgeschichte als höhere Mächte beziehungsweise Gottheiten verehrt wurden.

Die Bewohner des unteren Universums sind, wie erwähnt, hauptsächlich Tiergeister auf einer höheren Entwicklungsstufe. Das obere Universum dagegen wird in erster Linie von Menschen bewohnt, die eine höhere Entwicklungsstufe erlangt haben. Auch sie leben außerhalb von Zeit und Raum. Es sind höhere Wesen, die den Menschen als Helfer und Berater beistehen und gern von Schamanen angerufen werden. Je nach Kultur sind diese Wesen auch als aufgestiegene Meister, als Engel, Heilige oder Götter bekannt, deren Aufgabe darin besteht, die spirituelle Entwicklung der Menschen zu fördern. Eines möchte ich zum besseren Verständnis noch hinzufügen: Wenn ich sage, dass das untere Universum hauptsächlich von Tiergeistern und das obere von Menschen auf einer höheren Entwicklungsstufe bevölkert wird, dann heißt das nicht, dass nicht auch im oberen Universum Tiere wohnen können oder andere Wesen in nicht-menschlicher Form – und im unteren Universum nicht auch menschliche Geister. Alles durchdringt sich. Für unseren beschränkten Verstand aber ist es hilfreich, wenn wir mit einem einfachen Modell arbeiten, das es uns gleichwohl ermöglicht, unsere spirituellen Erlebnisse einzuordnen.

Wir Menschen sind in der Lage, Kontakt mit den Wesenheiten der anderen Welt aufzunehmen. Das heißt: Wir können mit ihnen kommunizieren und sie zu Hilfe rufen. Das ist die Grundlage der schamanischen Arbeit: der Austausch von Geist zu Geist, von Seele zu Seele.

Der Schamanismus geht von der Annahme aus, dass alles, was existiert, einen Geist besitzt und beseelt ist, weshalb die schamanischen Kulturen oft auch als »animistisch« bezeichnet werden. (Das Wort Animismus leitet sich vom lateinischen »Anima« ab, das »Seele« oder »Atem« bedeutet. Der Begriff Animismus steht also für die Beseeltheit der Dinge.)

Alles ist beseelt, alles, was existiert, besitzt einen Spirit (englisch für Geist-Seele). Und dies gilt nicht nur für Menschen, Tiere und Pflanzen, sondern auch für die scheinbar tote Materie, zum Beispiel für Erde, Steine, Luft und Wasser.

So sprechen etwa die Indianer Nordamerikas von den »stone people« (den »Steinleuten«), wenn sie bei ihren Ritualen in der Schwitzhütte Steine erhitzen.

Wenn alles, was existiert, beseelt ist, dann zwangsläufig auch die technischen Produkte unserer Zeit. Auch diese haben einen Spirit (und wer von uns hätte nicht schon einmal beschwörend auf sein Auto eingeredet, wenn es nicht anspringen wollte). So besitzt zum Beispiel jeder Computer einen Spirit, der Kühlschrank, der Eierkocher, Ihre Lieblingsjeans, was auch immer: Alles von Menschenhand Hergestellte hat seinen Spirit. Denn alles ist Teil der Natur. Jeder einzelne Bestandteil jedes x-beliebigen Produkts ist aus den Elementen der Erde gemacht und ein Geschenk von Mutter Natur.

Stahl zum Beispiel. Das Eisen ist eingebettet in Stein, wird im Steinbruch gewonnen, dann erhitzt, das heißt, das Element Feuer verbindet sich mit dem Erz, das Eisen wird flüssig (Element Wasser) und das Eisen wird aus dem Erz herausgeschmolzen. Bei der Weiterverarbeitung des Eisens entsteht dann Stahl. Auch wenn andere sogenannte chemische Element dazukommen, sind doch auch diese auf der Erde als Rohstoff vorhanden – und diese Rohstoffe sind es, die das Produkt letztendlich ausmachen, im Zusammenarbeit mit den Spirits der Menschen, die es herstellen.

Auch der elektrische Strom ist ein Naturphänomen (Blitz – Element Feuer) und besitzt deshalb selbstverständlich ebenfalls Spirit.

In jedes Produkt, auch in Speiseeis und Pudding, gehen also die Spirits der Elemente sowie der an ihrer Fertigung beteiligten Menschen ein. Alles besitzt Spirit.

Für alle schamanischen Kulturen besitzen von Menschenhand gefertigte Gegenstände einen Spirit. Aber auch für unsere Ahnen war dies noch eine Selbstverständlichkeit. Natürlich verfügte das Schwert des Ritters über eine Seele. Mit magischen Formeln hatte der Schmied, der es erzeugte, die Spirits angerufen (auch wenn er sie anders genannt hätte), damit sie der Waffe Kraft verliehen. Und immerhin das ist von dieser Sitte noch übrig geblieben: die Segnung von Waffen durch die katholische Kirche.

Ein Schwert – viel mehr als ein Schwert

In anderen Regionen der Erde wird die magische Schmiedekunst auch heute noch gepflegt. Einem Vertreter dieses Berufsstandes bin ich vor Jahren einmal auf Bali begegnet.

Neben anderen Erzeugnissen stellte er auch die magischen Schwerter her, die von den Balinesen als Glücksbringer verehrt werden. Auf der Insel besitzt jede Familie eines, weil es seinem Träger Ansehen und Wohlergehen verspricht. Und es liegt in der Kunst des Schmiedes, das Schwert mit ebendieser Kraft auszustatten. Es dauert Wochen, gar Monate, bis eines fertig ist. Und dann dient es ausschließlich dem Zweck, die Familie vor dem Bösen zu beschützen und ihr Glück zu bringen.

Solch ein magisches Schwert darf nur zu ganz bestimmten Zeiten im Jahr hergestellt werden. Wiederholt ruft der Schmied den Gott des Feuers an sowie die jeweils herrschenden Götter, damit sie ihm beistehen, und bringt ihnen Opfer dar. Auf diese Weise nimmt die magisch-spirituelle Kraft des Schwertes im Laufe der Zeit immer mehr zu. Und da so viel Spirit in die Herstellung des Schwertes eingegangen ist, gilt ihm selbst später die Verehrung der Familie, in dessen Besitz es sich befindet. Es wird immer wieder Gegenstand bestimmter Rituale und empfängt Opfergaben, ganz wie eine Gottheit. Denn so richtig nützlich wird das Schwert erst durch diese Ehrerbietung. Es schützt die Familie, bringt ihr Erfolg ein, Achtung oder auch Heilung.

Es haben aber nicht alle Schwerter dieselben Eigenschaften, vielmehr werden sie auf die speziellen Bedürfnisse der Eigner zugeschnitten, sodass Heiler etwa Schwerter bekommen, die ihre Heilkräfte stärken, und Händler solche Exemplare, die ihren geschäftlichen Erfolg steigern.

Als die ersten Europäer in Nordamerika mit Indianern in Kontakt kamen, berichteten sie voller Erstaunen, dass die Indianer immer großen Wert darauf legten, die Geister mitzunehmen, wenn sie den Büffelherden folgten und mit ihren Zelten über die Prärie zogen. Die Weißen machten sich natürlich darüber lustig. Für die Indianer aber war es sehr wichtig, die ihnen heiligen Gegenstände mit Ehrfurcht zu behandeln und sie nicht etwa versehentlich an einem Ort zurückzulassen, denn in all diesen Dingen lebten ja ihre Spirits.

Die Naturvölker erwiesen also auch der vermeintlich toten Materie großen Respekt. Und wenn wir uns auf die Etymologie des Wortes »Materie« besinnen, bekommen wir eine Ahnung davon, dass dies auch in unserem Kulturkreis einmal der Fall gewesen sein muss. Denn »Materie« geht letzten Endes, wie auch die Sprachwissenschaft bestätigt, auf Mater = Mutter zurück.

Und die Energie, die jedem Stoff innewohnt, stellt das Prinzip des Vaters dar. Folglich besteht alles, was wir als Materie wahrnehmen, aus Mutterstoff und Energie oder, schamanisch ausgedrückt, Spirit.

In den Anfängen meiner Tätigkeit als Schamane hatte ich diesbezüglich einmal ein sehr hübsches Erlebnis. Es war in einer Ausbildungsgruppe, die ich anleitete, die unsichtbaren Energien wahrzunehmen, auch die Aura von Gegenständen.

Wer hätte das gedacht?

Wir arbeiteten im Freien, als Julia, eine der Teilnehmerinnnen, auf mich zukam und sagte: »Kurt, ich habe gerade mit der Straßenlaterne gesprochen, ich hab's genau gefühlt und in mir wahrgenommen.«

Da ich Julias Erlebnis nicht bewerten wollte, fragte ich sie:

»Wie ist es denn zu dieser Kommunikation gekommen?«

»Ich hab die Laterne genau so betrachtet, wie du es uns gezeigt hast, und hab versucht, ihre Aura wahrzunehmen. Gegenüber steht eine Bank. Da hab ich mich hingesetzt, damit ich mich gut konzentrieren konnte, und hab versucht, die Aura der Laterne zu erkennen. Aber irgendwann hat mich diese besondere Art des Blicks, die wir üben sollten, ziemlich angestrengt, sodass ich die Augen geschlossen habe. Und dann hatte ich plötzlich so ein

Gefühl … so ein ganz besonderes Gefühl … so, als wäre die Laterne irgendwie … unzufrieden. Das kann doch nicht sein, hab ich gedacht. Eine Straßenlaterne kann doch nicht unzufrieden sein. Die Augen hatte ich immer noch zu. Also habe ich versucht, mich noch mehr auf die Aura der Laterne einzustimmen und auf ihre Energie. Und je besser mir das gelang, desto deutlicher empfand ich ihre Unzufriedenheit. Und dann auch die Einsamkeit … Und auf einmal hatte ich sogar eine Stimme im Kopf. Ich wusste ganz genau, dass das nicht meine Gedanken waren, die sich da äußerten. Es war wie etwas Fremdes, das ganz eindeutig von außen kam. Ich hab mir das nicht eingebildet, ehrlich nicht. Mir war ganz sicher so, als wollte mir die Laterne mitteilen, dass sie sich einsam fühlte. Sie steht da ja auch so ganz für sich allein, total exponiert, am Ende der Sackgasse. Und ich hatte wirklich den Eindruck, dass sie unglücklich war, weil sie so wenig beachtet wird. Die Menschen gehen immer nur achtlos an ihr vorbei. Weißt du Kurt, sie steht doch in einer Kurve, so einer leichten Kurve, und dahinter ist nur der Parkplatz und dann gar nichts mehr. Es kommen auch nicht viele Menschen daran vorbei, sondern nur die Leute, die da ihre Autos abstellen und sie dann wieder abholen und wegfahren. Ich bin dann zu ihr hingegangen, zu der Laterne, und hab sie mir genauer betrachtet. Sie war ganz normal, gut gepflegt, hatte zwar hier und da ein bisschen Rost angesetzt, aber alles in allem war sie in einem guten Zustand und ich konnte mir das einfach nicht erklären.«

Auf diesen aufgeregten Wortschwall, der sich aus Julia ergoss, entgegnete ich so vorsichtig wie möglich: »Na ja. Vielleicht hast du wirklich mit dem Spirit der Laterne Kontakt gehabt. Im Schamanismus wird alles als beseelt betrachtet. Auch wenn die Laterne von Menschenhand geschaffen ist, so hat sie doch einen Spirit und möglicherweise hast du tatsächlich als Erste Kontakt mit diesem Spirit gehabt.«

Weil ich der Sache nachgehen wollte, bat ich Julia, den anderen Kursteilnehmern nichts von ihrem Erlebnis mit der Laterne zu erzählen.

Da ich aber eine gewisse Voreingenommenheit meinerseits in diesem Fall nicht ausschließen konnte, überlegte ich mir, dass es wohl am besten wäre, wenn ich zwei andere Personen zu der Laterne schicken würde, unabhängig voneinander.

Als Erstes nahm ich Sandra, die ebenfalls im Freien mit Aurasehen und -spüren beschäftigt war, zur Seite und sagte zu ihr: »Da hinten ist eine Bank, gegenüber von der Straßenlaterne, siehst du? Setz dich dort bitte hin. Mich würde interessieren, welche Eindrücke dir die Laterne vermittelt.«

Sandra nahm auf der Bank Platz und übte sich im Aurasehen. Als sie einige Zeit später zu mir kam, um Bericht zu erstatten, sagte sie, es sei ganz eigenartig gewesen: »Beinahe so, als hätte ich mit dieser Laterne Kontakt gehabt. Als würde sie mir etwas mitteilen wollen. Die Straßenlaterne! Irgendwie hatte ich das Gefühl, dass sie sich beklagen wollte. Weil die Leute immer an ihr vorbeigehen, ohne sie zu beachten … und das verbunden mit … einem Gefühl von … von Unzufriedenheit … und irgendwie auch von Einsamkeit.«

Zur zweiten »Versuchsperson« erkor ich einen männlichen Teilnehmer, Alexander. Auch ihn bat ich, sich auf die Bank zu setzen und die Aura der Laterne in den Fokus zu nehmen. Ich war sehr gespannt, ob er die gleichen Erfahrungen machen würde wie Julia und Sandra.

Und tatsächlich. Auch er berichtete: »Nach einer Weile tauchte in mir ein Gefühl von Unzufriedenheit und Einsamkeit auf. Ich konnte es ganz genau unterscheiden. Ich selbst habe mich weder einsam noch unzufrieden gefühlt. Aber immer, wenn ich zu dieser Laterne hin spürte, um mich mit ihrer Aura zu verbinden, genau dann habe ich mich unzufrieden gefühlt und genau dann hatte ich dieses Gefühl von Einsamkeit. Es scheint, das Gefühl der Einsamkeit und Unzufriedenheit hat sich von der Straßenlaterne auf mich übertragen. Spannend, ganz eine interessante Erfahrung.« Diese Übereinstimmungen – bis in die Wortwahl hinein, verblüffend!

Für mich war diese Erfahrung genauso prägend wie für meine Schüler. Seither bringe ich ihnen nicht nur bei, die Aura von Gegenständen zu erfühlen, sondern unterrichte sie auch in der Kommunikation mit den Dingen. Denn die Geschichte mit der Straßenlaterne hatte mir auf einer sehr unmittelbaren Ebene bestätigt, dass die Annahme der Schamanen genau der Wahrheit entspricht: Alles ist beseelt. Und es liegt nur an uns, an unserer Einstellung und Einstimmung, ob es uns gelingt, auch mit solchen Wesenheiten in Kontakt zu treten.

Die schamanischen Kulturen haben ganz unterschiedliche Zugänge zur und Bezeichnungen für die Welt der Geister.

Und weil diese für uns nicht immer leicht zu verstehen sind, werde ich jetzt versuchen, sie in unsere westliche Alltagssprache zu »übersetzen«.

Mit am einfachsten zu begreifen sind noch die Spirits von Lebewesen, also die der Menschen, Tiere und Pflanzen. Aber die andere Welt wird noch von weit mehr Wesenheiten bewohnt, denn alle Aspekte der Natur beherbergen mächtige Spirits und verfügen über spirituelle Intelligenz: Berge, Hügel, Täler, Flüsse und Seen, Steppen und Wälder.

Aus der europäischen Sagen und Märchenwelt sind uns Erdgeister, Wassergeister, Luftund Feuergeister bekannt, schamanisch ausgedrückt: die Spirits der Elementarkräfte, die auf der Erde wirken. Geist und Seele besitzen ferner etwa auch Blitz, Donner, Sturm, Wolken, Wasserfälle … oder zum Beispiel die Musik.

Merke: Alle materiellen Erscheinungsformen, die wir kennen, haben einen Spirit, ganz unabhängig davon, ob wir sie nun sehen, hören oder riechen können. So besitzt jeder bestimmte Duft (oder auch Gestank) seinen eigenen Spirit, ebenso wie Töne, Klänge und Geräusche.

Sie alle sind Teil der Natur, die dem Menschen schon immer Ehrfurcht und Respekt eingeflößt hat. In der Mongolei zum Beispiel wird der Spirit des blauen Himmels verehrt – der aber nicht mit dem ebenso bewunderungswürdigen Geist des schwarzen Himmels identisch ist, das ist wieder ein anderer Spirit.

In der schamanischen Welt, könnte man salopp sagen, steht die Teamarbeit ganz hoch im Kurs. Denn damit etwas materiell in Erscheinung treten kann, bedarf es des Zusammenwirkens der Spirits. Wenn zum Beispiel der Spirit des Sturmes die Wellen des Meeres aufpeitscht, kooperiert er dabei mit dem Geist des Wassers und verbindet sich mit ihm. Das heißt: Mithilfe des Spirits des Sturms kommt der Spirit des Wassers in Bewegung und es bilden sich Wellen.

Die Spirits der Gefühle

Nachdem wir nun bereits erfahren haben, dass im schamanischem Verständnis selbst Fleischwölfe und Wollsocken beseelt sind, versteht es sich eigentlich von selbst, aber ich möchte es doch gesagt haben: Natürlich haben beziehungsweise sind auch Gefühle Spirits, denn sie werden von spirituellen Kräften hervorgerufen. Anders ausgedrückt: Jedes Gefühl, das wir empfinden, ist die Manifestation eines Spirits. Und das Ergebnis unserer Zusammenarbeit mit ihm.

Gefühle sind intelligenzbegabte spirituelle Kräfte, die körperlos existieren und in den alten Kulturen oft als Gottheiten verehrt wurden. Die Griechen etwa beteten die Liebe als Göttin an und gaben ihr den Namen Aphrodite. Auch der Tod, den wir heute als Ereignis betrachten, war im Altertum eine eigene Wesenheit. (Bei den Griechen hieß sie Hades und gehörte zu den drei ranghöchsten Göttern des Olymps.)

Ein Vergleich

Schamanen zeichnen sich dadurch aus, dass sie in der Lage sind, mit den Geistern in Kontakt zu treten und Hilfe von ihnen zu erhalten. Diese Unterstützung kann sich auf viele Gebiete erstrecken; Heilung, Beratung und Weissagung dürften dabei zu den wichtigsten gehören.

Was sich Europäer, die keine geschulten Schamanen sind, nur schwer vorstellen können, die Kommunikation mit der anderen Welt, gilt in anderen Kulturen als Selbstverständlichkeit.

Uns »aufgeklärten« Kosmopoliten des einundzwanzigsten Jahrhunderts ist das Verständnis dafür im Laufe der Zeiten beinahe abhanden gekommen – aber das muss nicht so bleiben. Seien Sie einfach offen. Im Grunde ist alles ganz einfach. Denn letzten Endes gibt es nur eine einzige Voraussetzung dafür, mit den Geistern verkehren zu können: Wir müssen die Existenz der anderen Welt akzeptieren. Alles Weitere ist dann nur noch eine Frage der Intuition und der Einstimmung. Das Wie dieser Einstimmung werde ich Ihnen jetzt versuchen in elektrotechnischen Begriffen näherzubringen, muss Sie aber um Verständnis bitten, wenn mir dabei kleine (oder auch größere) Ungenauigkeiten unterlaufen; mit den Geistern selbst kenne ich mich einfach besser aus als mit der Manifestation von Spirits in Elektrogeräten.

Also: Die Einstimmung auf die Welt der Geister ist vergleichbar mit unserem technischen Sender-Empfänger-System.

Entscheidend ist dabei das Tuning, die gegenseitige Abstimmung. Sender und Empfänger brauchen dieselbe Frequenz. Wie beim Fernsehen: Die Bilder, die bei uns über den Bildschirm flimmern, gelangen über eine Antenne in unsere Wohnzimmer (heutzutage zwar wohl häufiger über Satellit oder Kabel, aber lassen Sie uns der Einfachheit halber bei der Antenne bleiben).

An diese Antenne ist ein Empfänger angeschlossen; und je nachdem, auf welche Frequenz wir ihn einstellen, kommen die verschiedenen Programme herein. Stellen wir eine Frequenz ein, auf der nicht gesendet wird, bleibt der Bildschirm schwarz. Ein Empfang ist nur möglich, wenn sich sowohl der Sender als auch der Empfänger auf dieselbe Frequenz eingestellt haben.

Beim Fernsehen wie auch beim Radio ist die Kommunikation einseitig. Der Empfänger empfängt das, was der Sender sendet.

Anders ist es schon bei der Mobiltelefonie. Denn ein Telefon ist sowohl Sender als auch Empfänger. Hier kommt zur gleichen Frequenz noch das Feintuning hinzu (die Telefonnummer). Das Feintuning entscheidet, ob wir miteinander kommunizieren können oder nicht.

Nach denselben Prinzipien arbeitet auch der Schamane: Einstimmung, Abstimmung, Senden und Empfangen.

Nur wenn sich der Schamane auf die geistige Welt eingestimmt hat, kann er Informationen aus ihr empfangen. Aber er ist auch in der Lage, Informationen auszusenden – unter der Voraussetzung, dass er darauf eingestellt ist. In technischen Begriffen ausgedrückt: Um in beiden Richtungen mit der geistigen Welt kommunizieren zu können, bedarf es der Feinabstimmung, des Feintunings.

Der Mensch ähnelt also, wenn man so will, einem modernen Telefon: Der Körper entspricht dem Gerät als solchem mit seinen Funktionen und das Hirn wäre in diesem Vergleich der Chip, der die Prozesse steuert. (Wobei der Informationsaustausch des Schamanen mit der geistigen Welt natürlich nicht rational-intellektueller, sondern intuitiver Natur ist: Er empfängt – oder versendet

– Gedanken, Bilder, Gefühle, Eindrücke eben, die spontan in seinem Kopf entstehen und immer auch eine bestimmte emotionale Qualität haben.)

In Trance

Schamanen befinden sich in einem bestimmten Bewusstseinszustand, wenn sie in Kontakt mit der geistigen Welt stehen. Der Begriff für dieses Feintuning (um noch einmal die Elektrotechnik zu bemühen), der sich in der westlichen Kultur durchgesetzt hat, lautet Trance (ich habe ihn am Anfang dieses Kapitels schon einmal kurz erwähnt).

Den Bewusstseinszustand einer (zumindest leichten) Trance kennen wir alle, ganz unwillkürlich stellt er sich auch im Alltag oft ein – im Niemandsland zwischen Wachsein, Tagträumen und Einnicken. Oder auch im Traum. Vielleicht haben Sie bisher noch nicht darauf geachtet, aber dies sind die Frequenzen, auf denen der Kontakt mit den Geistern möglich wird.

Vermutlich waren Sie also schon oft mehr oder weniger unbewusst »auf Empfang« – und haben auch bereits mit den Geistern kommuniziert. Oder wollen Sie etwa behaupten, dass Sie noch nie von einem lieben Verstorbenen geträumt haben?

Na also.

Den Schamanen sind diese traumähnlichen Bewusstseinszustände bestens vertraut (sie können sie vor allem auch bewusst herbeiführen, wie wir sehen werden). Bei den Lakota-Indianern, einem Sioux-Stamm, werden die Schamanen häufig auch als »Träumer« bezeichnet. In einem Reservat habe ich einmal einen über Achtzigjährigen kennengelernt, der von sich sagte, er sei ein »buffalo dreamer«, entsprechend seinem Totemtier, dem Bison. Um sich während seiner schamanischen Zeremonien so intensiv wie möglich mit dem Geist seines Totems zu verbinden, bedeckte er Kopf und Rücken mit einem Bisonfell, um sich so mit dem Geist des Bisons zu verbinden.

Fliegenpilz und Trommelwirbel

Alle Schamanen versetzen sich in Trance, wenn sie Zugang zur anderen Welt finden wollen. Nur die Art und Weise, wie sie das tun, unterscheidet sich je nach der Kultur, der sie angehören.

Vor allem in Südamerika bis hoch nach Mexiko werden häufig bewusstseinserweiternde Pflanzen verwendet, um die schamanische Trance herbeizuführen (zwei davon haben wir in der Einführung ja schon kennengelernt). Im Dschungel des Amazonas ist der Ayahuasca, eine Lianenart, sehr beliebt, während der San-Pedro-Kaktus besonders von den Anden bis hoch in die USA einschlägig bekannt ist. In Mexiko, Arizona und anderen US-Bundesstaaten wurde ferner der Peyote gern verwendet, ebenfalls eine Kaktusart.

Besonders weit verbreitet (nämlich von Mexiko bis nach Sibirien) war lange auch der Fliegenpilz als Abschussrampe für den Flug in die andere Welt. Wobei man sagen muss, dass die Schamanen diese Pflanzen nicht allein ihrer bewusstseinserweiternden Wirkung wegen nutzen, sondern auch, um sich mit den ihnen innewohnenden Spirits zu verbinden, weil sie sich davon etwa Unterstützung bei der Heilung eines Kranken oder wichtige Informationen versprechen.

Aber nicht alle schamanischen Kulturen verwenden psychoaktive Substanzen, um eine Trance herbeizuführen. Viel häufiger wird mit Tönen und Geräuschen gearbeitet. Dabei kommt aufgrund ihrer beruhigenden, entspannenden Wirkung insbesondere der Rassel überall auf der Welt große Bedeutung zu, sodass man sie geradezu als universelles schamanisches Hilfsinstrument bezeichnen könnte.

Und das kommt nicht von ungefähr: Die speziellen Frequenzen, die beim rhytmischen Rasseln entstehen, wirken sich nämlich positiv auf unsere Hirnwellen aus.

Wie wissenschaftlich erwiesen ist, verändern sich die Hirnwellen unter dem Einfluss von Entspannungsübungen. Anstelle der im Alltag überwiegend vorhandenen Betawellen treten bereits in diesem leicht veränderten Bewusstseinszustand vermehrt Alphawellen auf – die sonst im Regelfall nur gemessen werden können, wenn der Betreffende träumt oder tiefenentspannt ist.

Aber nicht nur mit der Rassel lassen sich Alphawellen erzeugen, möglich ist dies auch mit der (Schamanen-)Trommel. Es kommt dabei nur auf den Rhythmus an. Sechzig bis achtzig Schläge pro Minute entsprechen der Pulsrate des Menschen im Zustand der Entspannung – und damit einher geht das Absinken der Betawellen des Gehirns auf Alpha-Niveau. Der Schamane trommelt sich also in den Zustand einer leichten Trance – ganz ohne Zuhilfenahme irgendwelcher pflanzlicher Substanzen.

In den indigenen Kulturen werden Trommel und Rassel oft von Gesang begleitet. Auch der Gesang ist etwas Archaisches, Kreatives, eine gute Möglichkeit des Selbstausdrucks durch die Wiedergabe beziehungsweise Erzeugung von Melodien und Rhytmen.

Wer singt, kann dies nicht mit der linken Hirnhälfte allein tun, sondern schaltet automatisch die rechte dazu. Und wenn beide Hirnhälften, die linke, die für den Verstand zuständig ist, und die rechte, in deren Verantwortungsbereich eher die Kreativität fällt, zum Rhythmus der Trommel synchron Alphawellen erzeugen, dann verändert sich der Bewusstseinszustand.

(Singen ist nicht unbedingt notwendig, um in Trance zu gehen; ich erwähne es nur, weil Gesang in vielen Kulturen gezielt eingesetzt wird und wir generell wissen, wie kraftvoll die Musik sein kann.)

Übrigens ist auch die insbesondere bei jungen Leuten sehr beliebte Trancemusik ein Zeichen dafür, dass es Rhythmen gibt, die etwas ganz tief in uns berühren, und das wahrscheinlich schon seit Urzeiten. Wir lieben den Trance-Rhythmus und wir lieben die Trance.

Sobald wir – egal mit welchen Hilfsmitteln – den Zustand der schamanischen Trance erreicht haben, sind wir hinreichend eingestimmt, um mit der Welt der Geister in Kontakt zu treten, denn dann haben wir genau die richtige Frequenz, die dies ermöglicht.

Praktikum

Anleitung zur Kommunikation mit den Spirits von Gegenständen

Dieses Praktikum dient in erster Linie der Schulung Ihrer Sensitivität. Und es ist kein leeres Versprechen, wenn ich Ihnen sage: Mit ein bisschen Training werden Sie schon bald in der Lage sein, mit Gegenständen zu kommunizieren.

Für den Anfang schlage ich vor, dass Sie sich auf Dinge und ihre Spirits konzentrieren, die sich bei Ihnen zu Hause befinden. Sie werden überrascht sein, was Ihnen Ihre »Mitbewohner« so alles zu erzählen haben …

In der Wahl des Gegenstandes sind Sie im Grunde frei. Allerdings sollte er nur so groß sein, dass Sie ihn in seiner Gesamtheit erfassen können. Die Schrankwand zum Beispiel wäre für den Anfang eher weniger geeignet.

Entspannen Sie sich, bevor Sie mit der Übung beginnen.

Achten Sie bitte unbedingt darauf, dass Sie den Gegenstand, mit dem Sie arbeiten wollen, in keiner Weise bewerten, sondern ihn vollkommen neutral betrachten. (Eine Bewertung wäre es bereits, wenn Sie ihn als schön oder hässlich ansehen. Und jegliche Bewertung würde Ihre Wahrnehmung beeinträchtigen, was nicht erwünscht ist.)

Lösen Sie sich auch von der konventionellen Bezeichnung des Gegenstandes, nennen Sie also eine Tasse nicht Tasse, den Waschlappen nicht Waschlappen. Betrachten Sie das Ding als solches.

Richten Sie Ihre Aufmerksamkeit so auf den Gegenstand, als würden Sie ihn zum ersten Mal sehen. Nehmen Sie seine Farbe wahr, seine Form, die Oberflächenbeschaffenheit und das Material, aus dem er besteht. Registrieren Sie auch seinen Umriss.

Gehen Sie dann noch tiefer in die Entspannung.

Sobald Sie ganz zur Ruhe gekommen sind, schauen Sie mit entspanntem Blick an dem Gegenstand vorbei. Fokussieren Sie seinen Hintergrund. Bleiben Sie dabei gelassen und ausgeglichen.

Allmählich beginnen Sie die Energie zu empfinden, die von dem Gegenstand ausgeht.

Dehnen Sie dann Ihre eigene Energie gedanklich so weit aus, dass sie sich mit der Energie des Gegenstandes verbindet.

Sobald die Verbindung steht – wenn es soweit ist, werden Sie es spüren –, verlagern Sie Ihre bewusste Aufmerksamkeit auf den Gegenstand selbst; versetzen Sie sich gedanklich in ihn hinein, verschmelzen Sie mit ihm. Stellen Sie sich vor, Sie wären selbst dieser Gegenstand.

Sollte der Gegenstand, mit dem Sie arbeiten, viel kleiner sein als Sie, lassen Sie sich in Ihrer Vorstellung schrumpfen. Machen Sie sich gedanklich so klein, dass Sie problemlos in den Gegenstand hineinpassen.

Und dann nehmen Sie einfach wahr, was passiert. Was empfinden Sie?

Was ist anders als sonst?

Welche Gedanken entstehen in Ihrem Kopf?

Lassen Sie sich Zeit und bewerten Sie nichts.

Spüren Sie den Unterschied: Nehmen Sie die Energie des Gegenstandes in allen Einzelheiten wahr und grenzen Sie Ihre eigenen Energien, Gedanken und Gefühle deutlich von den Äußerungen ab, die der Geist des Dinges aussendet.

Damit ist der Kontakt hergestellt, der Austausch kann beginnen.

Zwei

Ein Meisterspirit als Lebensbegleiter

Zwischen der physischen und der immateriellen Welt besteht keine absolute Trennung. Alles Existierende ist sowohl physischer als auch geistiger Natur. Das gilt natürlich auch für den Menschen selbst.

Während in der Alltagswahrnehmung das Materielle dominiert, richtet der Schamane sein Augenmerk besonders auf die Durchlässigkeit zwischen den Dimensionen: Er geht bewusst auf »Empfang«, um sich mit den Spirits zu verbinden, und schwingt sich zu diesem Zweck auf deren Frequenz ein, indem er sich in den Zustand der Trance versetzt.

Bindeglied und Schaltstelle ist die Aura, eine Art »offene Grenze« zwischen den Dimensionen. Normalerweise schützt sie den Menschen gegen Fremdeinflüsse, aber sie lässt sich auch nutzen, um den Kontakt zur geistigen Welt herbeizuführen. Und wie es mit offenen Grenzen so ist, werden sie mitunter auch von dem einen oder anderen nicht ganz so erwünschten Element überwunden.

Als »Aura« bezeichnet man die Ausstrahlung des physischen Leibes und des Geistkörpers. Wie alles andere, das existiert, setzt also auch sie sich aus materiellen und immateriellen Anteilen zusammen. Die physischen Anteile – Biophoten, Lichtstrahlen, die unsere Zellen aussenden – lassen sich heute schon messen. Nicht so der immaterielle Teil des Aura-Spektrums, welcher aus den Emanationen des Geistkörpers besteht, der einer anderen Dimension angehört, der unsichtbaren Welt.

Die Aura ist das Bindeglied zwischen der Welt der Materie und der Welt der Geister. Über sie können die Spirits Einfluss auf unsere Energie nehmen, auf unsere Gefühle und unser Denken.

Dies funktioniert allerdings nur auf ein und derselben Frequenz. Gehen wir – bewusst oder unbewusst – in Resonanz mit einem Geistwesen, ermöglichen wir ihm dadurch den Eintritt in unsere Aura. Und das kann uns zum Vorteil gereichen oder schädlich sein, je nach der Natur der Spirits, denen wir auf diese Weise Tür und Tor öffnen.

Wenn Sie sich zum Beispiel von Hassgefühlen oder Gedanken des Zorns leiten lassen, wird die Frequenz Ihrer Aura davon nicht unberührt bleiben. Mit der Folge, dass Sie die Spirits des Hasses und des Zorns einladen, sich Ihrer zu bemächtigen.

Merke: Alle intensiven Gefühle und Gedanken verändern die Frequenz der Aura und ziehen die entsprechenden Geistwesen an. Wenn Sie also ein Leben ohne unerwünschte Einflussnahme führen möchten, sind Sie gut beraten, auf emotionale Hygiene und gedankliche Disziplin zu achten. (Eingehender greife ich diesen Aspekt der geistigen Welt im fünften Kapitel, in dem es um Schattenthemen, Engel und Dämonen gehen wird, noch einmal auf.)

Was dies alles mit dem Schamanismus zu tun hat, möchten Sie wissen?

Nun, wir Schamanen sind uns der Durchlässigkeit zwischen den Welten bewusst und bieten uns gezielt an, als Mittler zu dienen.

Aber wir sind schließlich auch nur Menschen – und deshalb brauchen wir Unterstützung, um uns nicht irgendwo auf dem Weg zu verirren und gedeihlich wirken zu können.

Die wichtigste Instanz, die uns dabei helfend zur Seite steht, sind unsere Führungsgeister, die Meisterspirits, die unser Leben begleiten. Und um die soll es in diesem Kapitel gehen.

Das Orakel

Ich erinnere mich noch gut an meine Reise nach Ladakh. Ladakh liegt auf einem Hochplateu im Norden Indiens und ist dem tibetisch-buddhistischen Kulturkreis zuzrechnen. Die Schamanen, Buddhisten mit engem Bezug zur Welt der Geister, haben dort eine wichtige Funktion.

Die Schamanin, die wir besuchen wollten, lebte in einem abgelegenen Dorf im Himalaya-Gebiet an der Grenze zum Karakorum. Einheimische hatten uns von ihr erzählt, und unserem Führer war es gelungen, die Erlaubnis zu erwirken, dass wir einer ihrer Sitzungen beiwohnen durften.

Ihre besonderen Stärken waren das Weissagen und der gute Rat in allen Lebensfragen. Man muss nämlich wissen: Auch unter Schamanen gibt es Spezialiserungen, Heilung etwa oder die Vertreibung böser Geister, und diese Frau war eben als Orakel bekannt, weit über ihr Dorf hinaus. Selbst Menschen aus der Hauptstadt Leh suchten sie immer wieder auf, um sich von ihrem Führungsgeist weise Ratschläge geben zu lassen.

Wir wurden vom Ehemann der Schamanin empfangen und durften in einem kleinen Tempel unmittelbar neben dem landestypischen Wohnhaus warten. Seine Frau, sagte er, bereite sich noch auf die Sitzung vor und rufe uns, sobald sie soweit sei.

Nachdem die Schamanin das spezielle Gewand angelegt hatte, das ihrer Arbeit vorbehalten war, wurden wir vorgelassen. Es war schon eine ältere Dame, die jetzt gleich, wie uns ihr Mann erklärte, Kontakt mit ihrem Führungsgeist aufnehmen würde. Sobald er in sie eingetreten sei, dürften wir ihr Fragen stellen und sie würde auf Alttibetisch antworten.

»Alttibetisch?«, fragte ich irritiert. »Aber wie kann sie sich dann mit den Einheimischen verständigen? Die sprechen doch noch nicht einmal Tibetisch, sondern nur Ladakhi?«

Es gebe, antwortete der Mann der Schamanin, im Dorf jemanden, der Alttibetisch könne. Seine Frau übrigens verstehe die Sprache selbst auch nicht, sie gebe nur das wieder, was ihr der Führungsgeist einflüstere.

Wir, die europäischen Gäste, durften von Glück sagen. Denn unser Expeditionsführer, ein buddhistischer Gelehrter, hatte im Rahmen seines Studiums auch Alttibetisch gelernt und konnte uns daher alles, was die Schamanin während der Sitzung von sich geben würde, direkt ins Englische übersetzen.

Sie griff zu einer kleinen Handtrommel, begann zu trommeln und sang dazu. Wie ihr Mann uns leise flüsternd erklärte, versetzte sie sich in Trance, um ihren Führungsgeist zu empfangen.

Butterlampen brannten vor dem Hausaltar, auf den die Schamanin jetzt ein paar Reiskörner als Opfergabe warf, ohne den Singsang zu unterbrechen, mit dem sie ihren Führungsgeist anrief. Immer tiefer geriet sie in Trance.

Irgendwann änderte sich der Sprechgesang, von dem ich nicht hätte sagen können, ob es sich um Mantras oder andere Anrufungen handelte. Die Schamanin verneigte sich in regelmäßigen Abständen vor dem Altar, dabei ließ sie ihren Kopf in Bewegungen kreisen, die sich mehr und mehr ihrer Willkür zu entziehen schienen.

Nach einer gewissen Zeit griff sie zu einer goldfarbenen Krone und befestigte sie sich am Kopf. (»Krone« ist vielleicht nicht die richtige Bezeichnung für diesen Ritualgegenstand, aber ich kenne keine bessere. Es handelte sich dabei um mehrere spitze, golden bemalte Holzstücke, die mit einem Bindfaden zu einer Art Krone zusammengebunden waren.)

Jetzt würden die Anwesenden bald ihre Fragen stellen können, flüsterte uns der Mann der Schamanin zu. Das Aufsetzen der Schamanenkrone sei das Zeichen dafür, dass sie nun unmittelbar davor stehe, ihren Führungsgeist zu empfangen.

Der Gesang wurde lauter, intensiver, spürbar veränderte sich die Energie im Raum. Dann wurde die Schamanin von einem leichten Zittern ergriffen. Sie bückte sich, zuckte, richtete sich wieder auf und ihre Gesichtszüge waren wie verwandelt, auch ihre Körperhaltung. Waren die Gesichtszüge zuvor eher demütig, schüchtern, ihre Haltung leicht gebückt gewesen, typisch für eine alte Bäuerin, so machte die Schamanin jetzt einen sehr selbstbewussten, sicheren Eindruck.

Sie begann zu sprechen – tatsächlich auf Alttibetisch, wie unser Führer und Übersetzer bestätigte. Ähnlich wie Latein ist auch das Alttibetische schon lange keine lebendige Sprache mehr, sondern eigentlich ausgestorben. Glücklicherweise aber gibt es immer noch Menschen, die sie lernen und studieren.

Die Schamanin beantwortete die Fragen der Anwesenden und unser Führer übersetzte, so gut er konnte. Sie gab den Einheimischen Tipps, wie sie ihr Leben ändern sollten, damit es ihnen besser gehe, welche heilenden Tees sie trinken konnten oder welchen Arzt sie aufsuchen sollten, damit sie wieder gesund wurden.

Der ganz normale Alltag eines schamanischen Orakels in Ladakh.

Ähnliches habe ich auch auf Bali erlebt. Dort besuchten wir eine Schamanin, die ebenfalls in engem Kontakt mit einem Geistwesen stand. Wie sie wohl arbeiten würde?

Dieser Besuch war übrigens keineswegs eine Selbstverständlichkeit, denn die Balinesen haben Angst vor der Macht der Geister und sprechen nur im Geheimen darüber – mit Ausländern noch weniger. Wie es heißt, hätten schon viele, die mit Fremden über den Schamanismus gesprochen hatten, Schaden erlitten. Wir durften uns daher glücklich schätzen, jetzt hier zu sein. Ein Freund von uns hatte ein gutes Wort für uns eingelegt und nach einigem Hin und Her tatsächlich die Erlaubnis für uns erwirkt, einem Ritual der Schamanin beizuwohnen.

Es war Regenzeit. Die Temperaturen lagen bei etwa dreißig Grad im Schatten, und die Luft war schwül vom letzten Regen. Gerade kam die Sonne heraus, alles dampfte, unsere Kleidung war von der hohen Luftfeuchtigkeit völlig durchnässt, doch der gespannten Aufregung und Vorfreude, die wir empfanden, tat das keinen Abbruch.

Im Hof hatten sich bereits einige Menschen versammelt, alles Balinesen, die sich von der Schamanin Rat und Hilfe erhofften.

Auf der Insel ist es das ganze Jahr über tropisch warm, deshalb spielt sich das Leben hauptsächlich im Freien ab. Die Häuser werden nur zum Schlafen aufgesucht. Gekocht, gegegessen und gelebt wird im Innenhof unter freiem Himmel. Und so befand sich auch die Wirkungsstätte der Schmanin draußen. Nur ihr Altar war durch ein Dach vor dem Regen geschützt.

Nach der Begrüßung bedeutete mir die Schamanin zu meiner großen Freude, dass ich ganz in ihrer Nähe Platz nehmen dürfte.

Während sie mit den Anrufungen begann, zündete sie Räucherstäbchen an und opferte Blumen. Wie ihre Kollegin in Ladakh warf auch sie Reis, um die Geister gütig zu stimmen, brachte ihnen Opfer dar und begann leise zu beten. Doch bei ihr war klarer zu erkennen, dass sie gezielt eine meditative Haltung einnahm, um sich auf den Empfang ihres Führungsgeistes vorzubereiten.

Sie setzte sich ganz ruhig hin, faltete die Hände in Richtung auf die Götterstatuen und glimmenden Räucherstäbchen, schloss die Augen und murmelte leise vor sich hin. Sie sprach balinesisch, aber nicht einmal unser Übersetzer schien alles zu verstehen. Er sagte nur: »Sie betet jetzt.«

Nach einiger Zeit wurde die Frau vollkommen ruhig, dann ging deutlich sichtbar ein Ruck durch ihren Körper. Sie zuckte zusammen und öffnete die Augen.

Ihre Gesichtszüge hatten sich total verändert. Natürlich war es noch immer dieselbe Person, die da saß, jetzt aber ging eine vollkommen andere Energie von ihr aus. Kein Zweifel, dass nun eine andere Wesenheit aus ihr sprach.

Die ersten Ratsuchenden durften zu ihr kommen. Und es war gleich eine ganze Familie, die sich in großer Sorge der Schamanin näherte. Es ging um Geld, das aus ihrem Haus verschwunden war.

Die balinesische Bevölkerung ist sehr arm, sodass es schon ein großes Unglück darstellt, wenn auch nur eine (für unsere Verhältnisse) kleine Summe abhanden kommt.

Von der Schamanin erhoffte sich die Familie Hinweise auf den Verbleib des Geldes. Und Sie werden sich leicht vorstellen können, wie betroffen die Leute waren, als das Geistwesen ihnen aus dem Mund der Frau mitteilte, ein Verwandter habe das Geld gestohlen. Man sah ihnen ihre Enttäuschung, aber auch ihre Traurigkeit deutlich an. Und dann das Entsetzen, als sie erfuhren, dass die Person, die das Geld entwendet hatte, unter dem Einfluss eines bösartigen Geistwesens stand!

Erst als die Schamanin ein spezielles Ritual beschrieb, das gegen solche Besetzungen helfen konnte, kam wieder etwas Hoffnung bei der Familie auf.

Für uns Europäer mag es befremdlich klingen, dass jemand nicht zur Polizei geht, wenn ihm Geld gestohlen wurde, sondern ausgerechnet eine Schmanin um Rat fragt. Auf Bali aber ist so etwas ganz selbstverständlich, wie mir unser Begleiter erklärte.

Dort wenden sich die Menschen mit allen Alltagsbelangen an Schamanen, denn von ihnen wissen sie, dass sie in der Lage sind, ihnen behilflich zu sein, beispielsweise bei der Suche nach einem verlorenen Gegenstand. In aller Regel können die Geistwesen seinen Aufenthaltsort wenigstens annäherungsweise beschreiben.

In diesem Fall aber bestand die Hilfe, die die Leute erhielten, leider in der bitteren Erkenntnis, dass es sich um Diebstahl handelte, begangen von einem Angehörigen. Allerdings konnte ihnen die Schamanin auch Hinweise auf die Identität des Täters geben, sodass sie auch eine gewisse Ahnung davon bekamen, bei wem sie das Geld suchen konnten.

Mehr als zwei Stunden lang traten die Ratsuchenden einer nach dem anderen vor die Schamanin und erhielten Rat von deren Führungsgeist.

Nach einer der Konsultationen ging plötzlich ein Zucken durch ihren Körper, als hätte sie einen leichten Stromschlag erlitten. Die Schamanin öffnete die Augen und lächelte. »Der Geist hat sich jetzt wieder verabschiedet«, sagte sie zu meinem Begleiter, dann wandte sie sich an die noch Anwesenden: Dies sei für heute die letzte Sitzung gewesen, sie sollten doch bitte an einem anderen Tag wiederkommen.

Nachdem sich auch die letzten Dorfbewohner respektvoll verabschiedet und den Hof verlassen hatten, blieb mir noch kurz Gelegenheit, die Schamanin nach den Sitzungen zu befragen, die ich hatte miterleben dürfen.

Das für mich Interessanteste war, dass sie sich im Detail gar nicht mehr daran erinnern konnte. Zwar wusste sie noch, wer sie alles aufgesucht hatte, auf mehr aber konnte sie sich nicht besinnen.

Als ich sie fragte, wie sie das Ganze persönlich erlebe und was sie selbst wahrnehme, erklärte sie mir: »Ich ziehe mich vollkommen in mich zurück, nicht mehr ich bin es dann, die spricht oder handelt. Dass ich rede, bekomme ich zum Teil schon noch mit und höre auch, was ich sage. Aber gleichzeitig ist mir auch bewusst, dass es jemand anders ist, der meine Worte findet und mir auch die Hände dazu bewegt. Ich halte sie ganz locker, und es ist der Geist, der die Gesten damit macht. Genauso ist es beim Sprechen. Die meiste Zeit bewegt der Führungsgeist meine Lippen, die Zunge, den Mund, sodass sich die Worte von selbst darin formen. Ich höre mir dann selbst zu und empfange dabei Informationen, die ich vorher nicht hatte.«

Auf meine Frage, um welche Art Führungsgeist es bei ihr denn handele, erwiderte sie nur, dass sie das zu ihrem Schutz geheimhalten müsse.

Eine Initiation

In den Genuss eines besonderen Privilegs kam ich in der Mongolei, als ich Zeuge eines dreitägigen Rituals zur Initiation von Nachwuchsschamanen werden durfte. Bei dieser Zeremonie sollten acht Jungschamanen zum ersten Mal ihren Führungsgeist empfangen.

Die Vorbereitungen begannen am Morgen des ersten Tages. In den Weiten der Steppe war eine etwa fußbaldfellgroße Fläche abgesteckt. In den harten Steppenboden waren viele Pfosten getrieben. Die Jungschamanen versahen sie mit Reisig, sodass sie aussahen wie kleine Bäumchen, die schließlich noch mit farbenfrohen Bändern geschmückt wurden, welche fröhlich im Wind flatterten.

Am Nachmittag traten sechs ältere, erfahrene Schamanen auf den Plan, die die Geister anriefen und Gespräche mit den jungen Frauen und Männern führten, die einer Prüfung gleichkamen. Dabei ging es unter anderem darum, die Identität des Führungsgeistes der Einzelnen in Erfahrung zu bringen.

Die darauf folgende Nacht verbrachten die Jungschamanen mit ihren Trommeln und anderen Ritualgegenständen in der Nähe der von ihnen errichteten und geschmückten Bäumchen. Nur in ihre Ritualgewänder gehüllt mussten sie unter freiem Himmel schlafen. Glücklicherweise war das Wetter nicht allzu unfreundlich.

Am nächsten Tag ging die Zeremonie damit weiter, dass die jungen Leute im Kreis um die Schamanenbäumchen tanzten und dazu trommelten, unterstützt von den sechs älteren Männern.

Allmählich wurde eine gewisse Aufregung spürbar, denn am Abend schon würde der Höhepunkt erreicht sein, die eigentliche Initiation der acht jungen Menschen.

Die Nacht hatte sich über die Steppe gesenkt, ein großes Feuer brannte. Für die acht angehenden Schamanen galt es jetzt, sich ihrem Führungsgeist erstmals bewusst zu öffnen. Vorbereitend begannen sie sich in Trance zu tanzen, in großen Kreisen umrundeten sie die Schamanenbäume. Diesmal wurden sie nicht von den älteren Männern unterstützt, sondern von Kindern, die für sie sangen und mit ihnen tanzten.

Wie auch in der vergangenen Nacht trugen die Initianden ihre Schamanengewänder, um sich geistig besser aus der irdischen Welt zurückzuziehen und optimale Voraussetzungen für den Eintritt ihres Führungsgeistes zu schaffen, dessen Identität sie seit den Ritualen am Vortag kannten.

In der Mongolei handelt es sich dabei in aller Regel um Vorfahren aus der direkten Blutslinie, die zu ihrer Zeit ebenfalls als Schamanen tätig waren und nun bereit sind, ihre Nachfolger von der jenseitigen Welt aus anzuleiten. Von den Jungschamanen wird erwartet, dass sie bereit sind, diesen Führungsgeist zu empfangen und sich seiner Energie unterzuordnen, damit er ihnen helfend beistehen kann.

Gesunde, starke Menschen sind im Allgemeinen durch ihre Aura gut gegen Einflüsse von Geistern geschützt. Wird deren Eindringen in den Geistkörper jedoch erstmalig bewusst gesucht, ja dringend erwünscht, hilft deshalb eine gewisse Schwächung des Organismus, um den Trancezustand zu erreichen. Nicht zuletzt diesem Ziel diente auch die Zeremonie, die an diesem Abend in der mongolischen Steppe stattfand.

Damit sich die Jungschamanen nicht womöglich unbewusst gegen das Eintreten ihres Geistes wehrten, mussten sie sich körperlich total auspowern – deshalb das stundenlange Tanzen um die Bäumchen.

Mit ihren Liedern dagegen riefen sie ihren Führungsgeist an und sie trommelten, um sich in Trance zu versetzen, jenen Bewusstseinszustand, der dem Kontakt mit der geistigen Welt am förderlichsten ist.

Nicht alle Jungschamanen, die an jenem Abend angetreten waren, konnten unbedingt davon ausgehen, dass sie ihren Führungsgeist bei dieser Gelegenheit tatsächlich würden empfangen können, denn dies setzt ein hohes Maß an Demut und Selbstaufgabe voraus.

Wer sich etwa mit Rücksicht auf die Gesundheit oder gar aus Trägheit beim Tanz um die Bäumchen schont, wird dem Geist die Ernsthaftigkeit seines Bemühens nicht beweisen können und sich womöglich auch nicht auf die nötige Frequenz einstellen. Man durfte also gespannt sein, was geschehen würde.

Ich hatte auf einer der Holzbänke Platz genommen, die am Rande des abgegrenzten Feldes aufgestellt waren. Mitten unter den Angehörigen der Initianden und vielen anderen Gästen. In der Mongolei, muss man wissen, ist es für jede Familie eine große Ehre, wenn eines ihrer Kinder zum Schamanen wird.

Die jungen Leute gingen mit Tellern voller Opfergaben durch die Reihen. Auch das war Teil des Rituals. Sie boten uns kleine, fetttriefende Fleischstücke an, aber da passte ich lieber. Allein schon der Geruch nach lange gekochtem Schaf … nicht gerade einladend für eine europäische Nase wie die meine … Dem Gebot der Höflichkeit folgend, griff ich allerdigs gern zu einem Bonbon, als uns welche gereicht wurden, schließlich war ich mir der Ehre bewusst, die es darstellte, eine von der Geisterwelt gesegnete Gabe entgegennehmen zu dürfen.

Mittlerweile war es so dunkel geworden, dass man kaum mehr die Hand vor Augen sehen konnte. Das Licht des Mondes und des immer noch glimmenden Feuers in der Mitte des Ritualplatzes erleuchteten die Szenerie nur spärlich.

Die Schamanenlehrer hatten inzwischen in dem abgegrenzten Bereich hinter dem Feuer ihre Plätze eingenommen.

Das Schlagen der Trommeln begann. Die acht Nachwuchsschamanen machten sich auf den Weg um die Bäumchen. Was für ein mystisches Erlebnis!

Der gleichförmige Rhythmus der Trommeln versetzte auch mich beinahe in eine leichte Trance, obwohl ich das eigentlich gar nicht wollte, um mir ja nichts entgehen zu lassen. Aber dieser Stimmung und dieser Energie konnte ich mich beim besten Willen nicht entziehen. Trotzdem versuchte ich meine Konzentration auf das Geschehen an den Schamanenbäumen zu versammeln.

Viele, viele Runden legten die jungen Schamanen hinter sich, bevor es den Anschein hatte, als wäre der Erste für den Empfang seines Führungsgeistes bereit.

Eine Bewegung ging durch die Zuschauer. Alle reckten die Köpfe oder drängten sich an der Absperrung. Die sechs älteren, erfahrenen Schamanen machten sich bereit. Innerhalb des Zeremonialgeländes am Rande der Bäumchen war eine etwa fünf Meter hohe Plattform errichtet worden, auf der als Opfergaben Schafe lagen, die am Vortag geschlachtet worden waren. Und vor der Holzleiter, die nach oben führte, waren Glasscherben auf dem harten Steppenboden verstreut. Denn sobald die angehenden Schamanen ihren Führungsgeist empfangen haben würden, sollten sie auf diesem Scherbenteppich herumtanzen und –hüpfen, um schließlich den Weg in den Himmel hinauf anzutreten – symbolisiert durch die Holzleiter, die nach oben führte.

Und dann war es auch schon so weit. Der Tanz des ersten jungen Mannes wurde, angetrieben vom wilden Trommeln der alten Schamanen und seinen eigenen Trommelrhythmen, immer heftiger. Und plötzlich ging ein Ruck durch seinen Körper. Er sprang auf die Glasscherben und setzte seinen Tanz dort fort, nun womöglich noch entrückter. Dann legte er seine Trommel ab und schickte sich an, die Leiter zu erklimmen. Er kam etwa anderthalb Meter hoch, dann sackte er in sich zusammen und fiel ohnmächtig zu Boden.

Das war ein gutes Zeichen. Das Zeichen dafür, dass der junge Schamane tatsächlich unter dem Einfluss seines Führungsgeistes stand. Denn wäre es ihm gelungen, die Leiter vollends emporzusteigen, würde dies bedeutet haben, dass sein Handeln immer noch von seinem Ego gesteuert wurde, und er hätte die Prüfung nicht bestanden.

In dem Moment, in dem der junge Mann das Bewusstsein verlor, hatte ihn sein Führungsgeist wieder verlassen, und er war zusammengebrochen.

Nun begutachteten die alten Schamanen seine Fußsohlen und vergewisserten sich, dass sie keine Schnittwunden aufwiesen. Denn die Unversehrtheit der Fußsohlen war der ultimative Beweis dafür, dass der junge Mann unter dem Einfluss des Geistes gestanden hatte. Anderenfalls wäre es ihm nie möglich gewesen, den Tanz auf den Glasscherben unverletzt zu überstehen.

Währenddessen bewegten sich die anderen Jungschamanen weiter rhythmisch im Kreis um die Schamanenbäume herum, jederzeit bereit, ihren Führungsgeist zu empfangen.

Von nun an wollte ich mich nicht mehr darauf beschränken, das äußere Geschehen zu beobachten, sondern verabredete mit Christine, dass wir versuchen würden, selbst wahrzunehmen, wann genau wieder ein Führungsgeist Besitz von einem der Nachwuchsschamanen ergriff.

Durch das Trommeln waren auch meine Frau und ich bereits in eine leichte Trance geraten, nun stimmten wir uns weiter ein.

Bald schon näherte sich eine Jungschamanin tanzend dem Scherbenteppich. Auch sie wurde vom rhythmischen Schlagen der Trommeln angefeuert. Und tatsächlich: Einen Moment lang nahmen wir über dem Kopf der Initiandin einen Energienebel war – der jedoch gleich darauf wieder verschwunden war. Da wussten wir: Diese junge Frau ist noch nicht bereit, ihren Führungsgeist zu empfangen.

In der Tat stellten die alten Schamanen ihr Trommeln sofort ein und schickten sie zu den anderen zurück, die unablässig um die Bäumchen tanzend ihre Kreise zogen.

Wenig später löste sich der dritte Initiand aus der Gruppe und setzte seinen Tanz vor den Glassscherben fort. Christine und ich konzentrierten uns ganz auf seinen Führungsgeist. Wieder erschien ein wolkenartiger Energienebel. Doch diesmal verdichtete er sich über dem Kopf des jungen Menschen und trat durch den Scheitel in seinen Körper ein. Er hatte sich mit der Aura des Schamanen verbunden.

Kaum war die Vereinigung vollzogen, hüpfte der Schamane auf die Glasscherben und begann wie wild darauf zu tanzen. Auch er kletterte dann auf die Leiter und sackte kurz darauf ohnmächtig zusammen. Genau in diesem Moment sahen wir, wie der Führungsgeist sich wieder von ihm löste: Ein Energienebel trat aus seinem Körper aus und ließ den Schamanen »allein« zurück. Die alten Schamanen fingen den jungen Mann auf und begutachteten seine Fußsohlen. Als er nach ein paar Sekunden wieder zu sich kam, wurde er von den Älteren weggeführt. Er hatte die Initiationsprüfung erfolgreich bestanden und durfte sich nun nach all den Aufregungen und Anstrengungen etwas ausruhen.

Die Zeremonie dauerte insgesamt bis weit nach Mitternacht. Doch nicht alle Nachwuchsschamanen bestanden die Prüfung. Noch einem weiteren wurde der Erstkontakt mit seinem Führungsgeist an diesem Abend versagt.

Am nächsten Tag hatten Christine und ich Gelegenheit, mit einem der Altschamanen zu sprechen und uns auch die Glasscherben auf dem Zeremonialplatz anzuschauen. Sie waren dicht gestreut, der Steppenboden war trocken und hart. Hemmungslos auf den Scherben herumzutanzen, ohne Schnitte an den Fußsohlen davonzutragen – undenkbar nach »normalen« menschlichen Begriffen. Hier mussten tatsächlich höhere Kräfte am Werk gewesen sein.

Was denn nun mit den beiden Initianden werde, die ihre Prüfung am Vorabend nicht bestanden hatten, fragten wir den Altschamanen. Worauf er nur lakonisch antwortete: »Die können nächstes Jahr noch einmal antreten.«

In den einzelnen schamanischen Kulturen sind die Führungsgeister unterschiedlicher Natur. Bei den Mongolen zum Beispiel treten hauptsächlich die Ahnen in Erscheinung – teilweise zurückgehend bis zur zehnten, elften Generation.

Bereitwillig erzählte uns der alte Schamane, der schon viele Neulinge initiiert hatte, dass es sich bei seinem Führungsgeist um seinen vor einigen Jahren verstorbenen Vater handele, der zu Lebzeiten selbst ein bedeutender Heiler und Schamane war. Seine spirituelle Stärke hatte es ihm ermöglicht, allen Repressalien der kommunistischen Herrscher standzuhalten, die viele Schamanen in Konzentrationslager gesteckt, gefoltert oder gar getötet hatten. Der Vater aber, erfuhren wir, hielt die schamanische Tradition allen Widrigkeiten zum Trotz aufrecht.

Nach dem Zusammenbruch der UdSSR unterwies er nicht nur seinen Sohn, sondern auch andere junge Menschen in der Kunst des Verkehrs mit den Geistern.

Im Gespräch mit seinem Sohn konnten wir viel über die Qualität der Führungsgeister lernen. Unter anderem berichtete er: Als sein Vater vor Jahren verstorben war, wurde sein Leichnam nach mongolischem Ritus einbalsamiert und dann beigesetzt. Drei Jahre später grub man seine Gebeine wieder aus und verbrannte sie in einer speziellen Zeremonie. Sein Schamanengewand, das so viele Jahre lang dem Kontakt mit der anderen Welt gedient hatte, wurde in der Nähe des Verbrennungsortes, den heute eine Stupa ziert, in einen Baum gehängt, um es den Geistern zurückzugeben, zusammen mit der väterlichen Schamanentrommel. Den Ort des Geschehens hatte zuvor übrigens das Pferd des Verstorbenen ausgesucht. Nach der Verbrennung des Leichnams wurde es freigelassen – und war an ebendiesem Baum stehen geblieben. Da wussten die Angehörigen: Dies ist der richtige Platz, um den Geistern das Gewand und die Trommel als Opfer darzubringen.

In den drei Jahren, die die menschlichen Überreste seines Vaters mumifiziert in der mongolischen Erde begraben lagen, hatte er noch keinerlei Kontakt mit dessen Geist. Während dieser Zeit entwickelte sich der verstorbene alte Schamane spirituell im Jenseits weiter.

»Aber inzwischen ist er wieder inkarniert«, fügte unser Gesprächspartner hinzu.

Weil ich im ersten Moment dachte, der Übersetzerin müsste ein Fehler unterlaufen sein, hakte ich nach. »Dein Vater ist tatsächlich schon wieder inkarniert?«

»Ja« bestätigte er.

Aber wie konnte das sein? Hatte er nicht eingangs gesagt, sein Vater sei sein Führungsgeist? Und nun behauptete er, der alte Schamane habe bereits einen neuen physischen Körper angenommen?

Auf meine Frage klärte er mich auf: »Wir Mongolen glauben, dass sich die Seele des Menschen bei seinem Tod in zwei Teile spaltet. Der unsterbliche Aspekt geht in den Himmel ein und der menschliche Teil sucht sich einen neuen Leib, in dem er auf der Erde weiterlebt.«

Der Sohn hat also den untersterblichen Teil der Seele seines Vaters aus der himmlischen Region außerhalb von Zeit und Raum als Führungsgeist aufgenommen. Und die Kraft des Vaters, jenes mächtigen Schamanen, ist auf den Sohn übergegangen, der von unzähligen Schamanen der Mongolei als primus inter pares (Erster unter Gleichen), als oberster beziehungsweise wichtigster Schamane des Landes, anerkannt wird.

Jenseits von Zeit und Raum

Bei allen Studienreisen, auf denen ich mit indigenen Schamanen in Kontakt gekommen bin, hat mich immer schon interessiert, welcher Art die Führungsgeister sind, an die sie sich wenden.

Nach vielen, vielen Gesprächen kann ich heute sagen: Es sind sowohl Tierals auch Naturoder Menschengeister. Aber das ist gar nicht so wichtig. Worauf es wirklich ankommt, ist die Tatsache, dass es sich immer um Spirits auf einer höheren Entwicklungsstufe handelt.

Bei meiner Expedition zu den Yanomami-Indianern am Oberlauf des Rio Negro im venezolanischen Grenzgebiet zu Brasilien kam ich auch in ein Dorf, in dem die Yanomami noch in sehr ursprünglichen Verhältnissen leben.

Dort konnte ich mich unter anderem mit dem höchsten Schamanen des Dorfes unterhalten und ihn nach seinem Führungsgeist fragen – wobei die Verständigung alles andere als unkompliziert war: Nur ein einziger Bewohner des Dorfes beherrschte außer der Sprache der Yanonami auch etwas Spanisch. Dies wurde dann ins Englische übersetzt und von dort ins Deutsche. Es war also ein bisschen wie stille Post; irgendwann aber wurde doch klar, dass der persönliche Führungsgeist des höchsten Dorfschamanen der oberste Schamane im Himmel war. Der oberste (beziehungsweise, wie er auch sagte: erste) Schamane in der anderen Welt. In seiner Kultur natürlich ein ins Jenseits eingegangener Yanomami, ein menschliches Wesen, das eine höhere Entwicklungsstufe erlangt hatte. Von diesem ersten Schamanen im Himmel – seinem persönlichen Führungsgeist – bezog der Dorf-Schamane Rat und Hilfe in allen Belangen. Mit seiner Unterstützung heilte er die Kranken in seiner Gemeinde. Und auch in wichtigen Stammesangelegenheiten befragte er ihn.

Bei den Indianern Nordamerikas dagegen sind es meistens die Tiergeister (Totemtiere), die den Schamanen führen und leiten. Manchmal allerdings auch die Ahnen – hoch entwickelte Geistwesen, die aus dem Jenseits heraus den Menschen in Form von Visionen mit Heilung, Rat und Hilfe zur Seite stehen.

Es war eine große Ehre, als Christine und ich von Schwarzer Bär besucht wurden, dem von achthundert Amtskollegen zum Anführer gewählten obersten Schamanen der sibirischen Republik Tuwa.

Obwohl es angesichts seines schamanischen Namens eigentlich nahelag, fragte ich ihn nach seinem persönlichen Führungsgeist. Und tatsächlich bestätigte er, dass er hauptsächlich mit dem Geist des Bären zusammenarbeite. Als Anführer des Bärenklans fühlte er sich so stark mit diesem seinem Führungsgeist verbunden, dass er seine Fingernägel sage und schreibe fünfzehn Jahre lang hatte wachsen lassen und sie währenddessen immer so feilte und bearbeitete, dass sie schließlich wie Bärenklauen aussahen.

An diesen Beispielen aus den verschiedenen schamanischen Kulturkreisen erweist sich, dass es bei der Frage nach der Natur des Führungsgeistes ausschließlich um die Qualität geht und weniger um die Frage, ob es sich dabei um einen Menschen-, ein

Tier oder auch einen Naturgeist handelt. Entscheidend ist: Alle Führungsgeister zeichnen sich dadurch aus, dass sie hoch entwickelte Wesen sind, die außerhalb von Zeit und Raum existieren und deren spirituelle Entwicklung zum Abschluss gekommen ist. Wenn es sich dabei um einen verstorbenen Menschen handelt, ist dieser so weit entwickelt, dass er nicht mehr zu inkarnieren braucht. (So jedenfalls wird es in den Kulturen gesehen, in denen der Glaube an die Wiedergeburt eine große Rolle spielt.)

Bären und andere Kräfte

Der große Geist des Bären war auch für meinen indianischen Lehrer Elk Heart von Bedeutung. Vor allem erklärte er mir einen wichtigen Unterschied: Es handele sich dabei nämlich nicht, wie man vermuten könnte, um den Geist eines verstorbenen Tieres, sondern um etwas Höheres.

Damals ging es im Zuge meiner schamanischen Ausbildung um die Verbindung mit der gewaltigen Kraft des Bären. Um mir diesen Prozess zu erleichtern, empfahl mir Elk Heart die Anschaffung eines kleinen Teils vom Körper eines Bären, ein Stückchen Fell, eine Klaue oder vielleicht auch einen Zahn. Da Bären allerdings zu den geschützten Tierarten zählen, war dies auf legalem Weg gar nicht so einfach. Über ein kanadisches Versandgeschäft bot sich mir schließlich die Gelegenheit, eine Schwarzbärkralle zu erwerben. Als ich Elk Heart davon erzählte, meinte er, es sei egal, um welche Bärenart es sich handele, sie alle seien Teil des großen Bärengeistes. Gemeint ist damit sozusagen die »Überseele« des Bären, quasi der Bär als solcher.

Die Überseele der Bären, der Bärengeist, mit dem sich der Schamane verbindet, steht über dem Einzeltier, sogar über den jeweiligen Unterarten und repräsentiert die ganze Gattung.

Nachdem Sie nun schon einiges über die Natur von Führungsgeistern wissen, können wir jetzt einen Schritt weitergehen …

Berufung – kein Kinderspiel

Jeder Schamane hat einen Führungsgeist, aber er sucht ihn sich in der Regel nicht selbst aus, sondern umgekehrt: Er wird von ihm erwählt.

Natürlich kann man als angehender Schamane um einen Führungsgeist bitten, die Entscheidung aber liegt in der geistigen Welt und ist ein Akt der Gnade. Auch darüber besteht Einigkeit in den verschiedenen schamanischen Kulturen. Die Geister wissen, mit wem sie zusammenarbeiten wollen, um den Menschen Heil und Hilfe zu bringen.

Der Prozess dieses Erwähltwerdens kann unterschiedlich verlaufen, etwa dadurch, dass der Mensch eine große spirituelle Sehnsucht entwickelt, die schließlich erhört wird. Mitunter aber ist es auch sehr schmerzlich und äußert sich in einer persönlichen Krise, der sogenannten Berufungskrankheit.

Dabei handelt es sich häufig um eine körperliche Erkrankung, die sich erst bessert, wenn der Betreffende akzeptiert, dass er von einem Führungsgeist erwählt worden ist. Die Zusammenarbeit mit diesem bringt dann oft die Heilung. (In manchen Kulturen leiden die Schamanen aber auch ein Leben lang an ihrer Berufungskrankheit. Dies soll sie vor Hochmut bewahren und immer wieder daran erinnern, dass sie nur aufgrund ihres Führungsgeistes die Kraft haben, Heilung zu bewirken.)

In vielen meiner Begegnungen mit indigenen Schamanen aus aller Welt habe ich den Eindruck gewonnen, dass diese Berufungskrankheiten, wie man sie aus den indigenen Kulturen kennt, womöglich auch damit zu tun haben, dass sich die von den Geistern Erwählten dagegen wehren, ihrer Aufgabe nachzukommen, dass sie gar keine Schamanen werden wollen. Denn traditionell gehen mit diesem Ehrenamt viel Verantwortung und große Verpflichtungen einher: Schamane zu sein bedeutet(e), für die Menschen da zu sein, ihnen zu dienen und zu helfen. Es bedeutet(e), mitten in der Nacht aufzustehen, wenn jemand Hilfe braucht(e). Und es bedeutet(e) eine erhebliche Doppelbelastung: Tagsüber müssen/mussten die Schamanen einem weltlichen Beruf nachgehen und in den späteren Abendstunden etwa Zeremonien und Rituale abhalten. So gesehen verwundert es eigentlich nicht, wenn viele nicht unbedingt erpicht darauf sind. Die ladakhische Schamanin, von der ich eingangs erzählt habe, zum Beispiel sagte mir:

»Bei uns ist jeder froh, wenn er nicht Schamane werden muss.« Doch wer dazu berufen ist …

Auch in Europa machen sich seit geraumer Zeit viele bereit, ihren Führungsgeist zu empfangen. Sie haben beschlossen, dem reinen Materialismus den Rücken zu kehren und sich auf das zu besinnen, was wir wirklich sind: spirituelle Wesen. Meistens geht dieser Neuorientierung jedoch ebenfalls eine persönliche Krise voraus, etwa eine Ehescheidung, der Verlust des Arbeitsplatzes, ein Burnout oder ein anderes einschneidendes Erlebnis, das den Betreffenden zur Umkehr zwingt und auf den spirituellen Weg bringt.

Diese Suche nach Spiritualität sehen die Führungsgeister gern. Und wer aufrichtig sucht, wird auch gefunden.

Schamanen arbeiten mit vielen Geistern zusammen. Doch der Führungsgeist wird zu ihrem besten Freund und wichtigsten Verbündeten. Der Führungsgeist ist ein überaus hoch entwickeltes Wesen, das Weisheit, Liebe und Mitgefühl in sich vereint und zur Vollendung gebracht hat. Deshalb wendet sich der Schamane auch immer zuerst an ihn, bevor er mit anderen Spirits in Kontakt tritt.

Wenn die Schamanen aber doch so viele mächtige Unterstützer haben, fragen Sie sich vielleicht, warum sind sie dann nicht allwissend und können alles heilen?

Die Antwort lautet: weil die (Führungs-)Geister nur so weit in die Entwicklung eines Menschen eingreifen können, wie es in dessen Seelenplan vorgesehen ist. (Sie wissen: Jede Menschenseele hat für die Zeit ihres irdischen Lebens eine unbewusste Agenda. Wenn darin etwa eine bestimmte Krankheit vorgesehen ist, muss der Betreffende sie durchleben – und auch der Schamane mit seinem Führungsgeist kann dagegen nichts ausrichten.)

Entwicklung findet auf Erden immer und überall statt, vor allem auch spirituell. Ich weiß, es ist schwer zu verstehen, aber selbst die größten Verbrecher machen genau die spirituelle Entwicklung durch, die ihr Seelenplan vorsieht. Und die kann, darf und wird dem Menschen niemand je abnehmen, auch kein Führungsgeist. Denn es ist Teil seiner Bestimmung.

Patrick, Teilnehmer einer meiner Ausbildungsgruppen, befand sich in einer echten Zwickmühle, als er mich um Rat bat. Er sah sich nicht in der Lage, einem guten Freund zu helfen, der ein bestimmtes Problem hatte, denn dieser Freund, nennen wir ihn Michael, lehnte jede Form der schamanischen Intervention als »Geisterschnickschnack«, wie er sagte, ab. Patrick war fest davon überzeugt, dass er Michael trotz seines Widerstandes helfen könnte, sein Führungsgeist aber verlangte Michaels Mitarbeit.

Was tun?

Ich versuchte Patrick die Sachlage anhand eines Vergleichs zu erklären: »Damit du die Arbeit deines Führungsgeistes besser verstehst, stell dir doch bitte kurz einen Menschen vor, der beschlossen hat, einen hohen Berg zu erklimmen. Diese Person weiß, dass sie sich an einen Bergführer wenden könnte, muss aber entscheiden, ob sie ihn in Anspruch nimmt oder den Berg lieber allein besteigt. Das kann ihm niemand abnehmen. Aber ich sage dir: Wie sich der Betreffende auch entscheidet, letzten Endes kommt es aufs Gleiche raus: Den Weg, der zum Gipfel führt, muss er selbst gehen. Der Bergführer könnte höchstens vorankletten und ihn auf die eine oder andere Gefahrenquelle hinweisen. Und so ist es auch mit dem spirituellen Pfad: Jeder Mensch muss seinen Weg selbst gehen. Er kann sich an Helfer wenden, damit es leichter wird, ansonsten aber … Wenn jemand keine Unterstützung möchte, dann müssen wir das akzeptieren, auch wenn es uns noch so schwerfällt.«

Im Praktikum zu diesem Kapitel werden Sie erfahren, auf welche Weise Sie sich Ihrem Führungsgeist am besten öffnen können.

Vorab möchte ich jedoch noch ein wenig über spezielle Tiergeister sprechen, Ihnen das Wesen der schamanischen Kraft erläutern und ein paar Erfahrungen mit meinen persönlichen Führungsgeistern verraten.

Krafttiere

Gemäß seiner Gattungszugehörigkeit repräsentiert jedes Krafttier ein spezielles Urbild, einen sogenannten Archetypus, den die Menschheit seit jeher mit einer bestimmten Idee, einem bestimmten Prinzip, einer bestimmten Kraft assoziiert. Präsentiert sich also ein Krafttier als Führungsgeist, so überträgt es dem Menschen ebendiesen Aspekt der universellen Stärke. (Wir können es aber auch gezielt darum bitten.)

Ein paar Beispiele sollen dies verdeutlichen. Nehmen wir als

Erstes den Adler. Zu dessen herausragenden Eigenschaften gehört zweifellos sein ausgezeichnetes Sehvermögen. Man stelle sich vor: Dieser Vogel kann auf sieben Kilometer Entfernung eine Maus erspähen. Von derartig guten Augen können wir Menschen, die wir die Maus vielleicht gerade noch auf hundert Meter erkennen, nur träumen. Die symbolische Kern- Kraft des Adlers, die sich der Schamane für sein Wirken ausborgen und zu eigen machen kann, ist also sein Weitblick.

Als Krafttier sehr beliebt und in vielen Kulturen bekannt ist auch der bereits erwähnte Bär. Er steht für Mut, Präsenz und Stärke, kurz: für seine »Bärenkräfte«. Ein Schamane, dem es gelingt, den großen Geist des Bären als Krafftier und Führungsgeist zu gewinnen, erhält unmittelbar Zugang zu dessen charakteristischen Eigenschaften.

Besonders von den indianischen Kulturen wurde der Bär schon immer in hohem Maße verehrt. Sie beobachteten sein Verhalten und lernten von ihm: zum Beispiel was sie zu sich nehmen mussten, um bestimmte Krankheiten zu bekämpfen. So zeigte ihnen der Bär etwa Kräuter, die gegen Fieber wirksam sind, oder spezielle Pflanzen gegen Wurmbefall. Die Indianer schätzten den Bär also nicht nur für seine physischen Kräfte, sondern auch als großen Heiler, mit dessen Talenten sich die Schamanen gern verbanden, um ihr heilendes Wirken zu optimieren.

Ein anderes wichtiges Krafttier war und ist für die Indianer der Kojote, der amerikanische Präriewolf, den es hierzulande nur in Zoologischen Gärten gibt. Doch die spirituelle Qualität, die er verkörpert, ist auch in unseren Breiten gefragt: die Listigkeit. Wir Europäer verbinden sie allerdings eher mit dem Fuchs, der als trickreich und weise gilt. Und auch das sind natürlich Eigenschaften, die dem Schamanen mitunter gut dienlich sind.

Oder denken wir an den Wolf, der ebenfalls häufig als Krafttier und Führungsgeist auftritt. Wir Menschen können uns viel von den Wölfen abgucken, vor allem, was unser Sozialverhalten betrifft. Die Wölfe leben bekanntlich in Rudeln friedlich zusammen, mit einem Alphatier als verantwortungsbewusstem Anführer. Erscheint nun dem Schamanen ein Wolf als Krafttier, so kann er von ihm zweierlei lernen: sowohl die Führungskraft des Chefs als auch die unbedingte Teamfähigkeit und Flexibilität aller anderen Angehörigen des Rudels.

Theoretisch kann, glaube ich, jede Tierart zum Krafttier werden – sofern es wünschenswerte Qualitäten symbolisiert – so etwa der Luchs, der über ein besonders gutes Gehör verfügt.

Aber wie dem auch sei: Wichtig ist, dass wir uns intensiv mit den für die Gattung typischen Eigenschaften beschäftigen und auseinandersetzen, wenn uns einer ihrer Vertreter als Krafttier und Führungsgeist erscheint.

Die Kraft des Schamanen und ihre Grenzen

Zur schamanischen Kraft gehört natürlich auch die Lebensenergie selbst, die sich in einem ausgewogenen Verhältnis aus Intelligenz, Wissen, Mitgefühl und Nächstenliebe zusammensetzt. Jedes dieser Elemente ist unverzichtbar: Intelligenz allein wäre nicht ausreichend, Wissen allein zu wenig. Und auch Mitgefühl und Nächstenliebe würden nicht ausreichen, wenn es an intelligentem, engagiertem Handeln mangelte. Wie so oft im Leben kommt es auch hier auf die richtige Mischung an.

Doch aus der Summe dieser Kräfte ergibt sich die Lebensbeziehungsweise Grundenergie des Schamanen, die in ihrer höchsten Ausprägung auch als seine Weisheit bezeichnet werden kann.

Im Gegensatz zur Energie des Führungsgeistes kann sich der Mensch in der Heilarbeit allerdings erschöpfen, und das ist eine ernste Gefahr. Sie besteht vor allem dann, wenn das Verhältnis der Komponenten, die die Lebensenergie bilden, zugunsten des Mitleids verschoben ist – mit anderen Worten: wenn es der Heiler an Besonnenheit fehlen lässt, wenn er aus Anteilnahme am Leid seiner Klienten die Verantwortung vernachlässigt, die er sich selbst gegenüber hat. Das kann so weit gehen, dass er selbst erkrankt.

Im Schamanismus ist diese Gefahr längst nicht so groß wie bei anderen Formen des geistigen Heilens, denn im Schamanismus speist sich die Heilkraft des Menschen vor allem aus seinem Führungsgeist. Und unsere spirituellen Helfer können sich nun mal nicht erschöpfen.

Trotzdem ist es natürlich auch für jeden Schamanen von großer Wichtigkeit, dass er seine eigene Kraft nicht verliert.

Denn wenn er selbst krank ist oder sich auch nur geschwächt beziehungsweise unwohl fühlt, kann er nicht heilen. Sollte dies bei Ihnen einmal der Fall sein, gibt es nur eine Regel zu befolgen: Dann müssen Sie sich zunächst einmal um sich selbst kümmern, sich stärken und sollten erst dann wieder mit Klienten arbeiten, wenn Sie wieder ganz in Ihrer Kraft sind.

Auch bestimmte Gemütszustände – Wut oder Zorn zum Beispiel – können die Zusammenarbeit des Schamanen mit dem Führungsgeist aufs Schwerste belasten. Denn solange es ihm nicht gelingt, die richtige Frequenz zu erreichen, wird es dem von Natur aus mitfühlenden Geistwesen unmöglich, sich mit ihm beziehungsweise seiner Aura zu verbinden.

Negative Energien und die Gefahren, die von ihnen ausgehen

Aber nicht nur, dass eine sinnvolle Heilbehandlung völlig ausgeschlossen ist, solange sich der Schamane in der Frequenz von

Aggressivität, Wut oder Zorn befindet. Darüber hinaus besteht in einem solchen Zustand auch die Gefahr, dass andere als die erwünschten Geistwesen in Resonanz mit ihm gehen. Und ein Schamane, der die Kraft einmal zum Negativen einsetzt, wird nie wieder richtig heilen können.

Von den Naturvölkern weiß man, dass es dort Menschen gibt, die auf diese Weise arbeiten. Das aber sind keine Heiler, sondern Zauberer.

Das Perfide daran: Die Kraft dessen, der die negativen Energien anruft, wird sich lange nicht erschöpfen. Ja, ein ganzes Leben lang kann man mit ihnen unter einer Decke stecken und wird an nachwachsendem Hass und Zorn nie Mangel leiden. Es ist ein schier unerschöpfliches Reservoir, aus dem sich immer wieder giftige Stärke beziehen lässt.

Die negativen Energien sind überaus mächtig – und letztlich viel stärker als der Mensch. Wer sich auf sie einlässt, kann nicht gewinnen. Am Ende wird er ihnen unweigerlich verfallen.

Wenn ein Schamane mit einem solchen … sagen wir es ruhig: Schwarzmagier … konfrontiert wird, wehrt er sich nicht dagegen, sondern verlässt sich ganz auf seine eigene Stärke und Energie, denn die sind sein bester Schutz. Und die den meisten Erfolg versprechende, aber auch schwierigste Form des Umgangs mit negativen Kräften besteht darin, diese in Mitgefühl umzuwandeln und in Form von Liebe an den Absender zurückzuschicken.

Um uns auf alle Eventualitäten vorzubereiten, sollten wir also stets darauf bedacht sein, die eigene Stärke und Energie mithilfe unseres Führungsgeistes dadurch zu stärken, dass wir uns seine Qualitäten immer mehr zu Eigen machen.

Wie die Kommunikation funktioniert

Um hilfreich und heilend für die Menschen wirken zu können, wendet sich der Schamane an seinen weisen, mitfühlenden

Führungsgeist, der ihm genau die Kräfte zur Verfügung stellt, die sowohl der Schamane selbst als auch die Klienten, mit denen er arbeitet, in diesem Moment benötigen.

Der weise, mitfühlende Führungsgeist seinerseits hat sich gerade für diesen Schamanen entschieden, weil er es besonders gut vermag, ihm die Überwindung der Barriere zwischen dem Reich des Unsichtbaren und der physischen Welt zu erleichtern.

Im Grunde aber sind es eigentlich sogar zwei Hürden, die die Geister nehmen müssen, um in Kontakt mit uns zu kommen, nämlich zum einen die zwischen dem oberen beziehungsweise unteren Universum und dem mittleren. Und zum zweiten die innerhalb des mittleren Universums, die in unsere materielle, irdische Welt führt.

Denn für die mitfühlenden Geister der anderen Welt ist es keineswegs leicht, von ihrer Dimension aus – die jenseits von Raum und Zeit angesiedelt ist – auf unsere irdischen Verhältnisse einzuwirken. Jedenfalls gelingt es ihnen am besten, die beiden Barrieren zu überwinden und unsere materielle Welt um ihre hilfreiche spirituelle Kraft zu bereichern, wenn sie in die Aura eines dafür geeigneten Menschen eintreten und mit ihr verschmelzen. In diesem Moment verbinden sich zwei Energien, die des Schamanen und die des Führungsgeistes, zu einer Einheit. Für uns Menschen fühlt sich dies dann beinahe so an, als würde man in einen Anzug schlüpfen, der passt wie eine zweite Haut.

Im Zustand der Trance lässt sich der Schamane dann von seinem Geist führen; eine Zeit lang übergibt er ihm quasi seinen Körper.

Sobald der Schamane mit seinem Führungsgeist verbunden ist, kann er von dessen Energie profitieren. Es ist ähnlich wie bei einer Serienschaltung: Wenn zwei Batterien hintereinandergeschaltet sind, verdoppelt sich deren elektrische Kraft.

In Trance erfolgt der Informationsaustausch zwischen dem Geist und dem Schamanen über innere Bilder und Gefühle. Wie schon mehrfach erwähnt, lässt sich dieser Zustand am besten mit einem Tagtraum vergleichen. Der einzige – aber entscheidende – Unterschied besteht darin, dass die »Tagträume« bei dieser bewussten Kommunikation mit einem Geistwesen Informationen enthalten, die dem Schamanen normalerweise nicht zur Verfügung stehen. Und an ihm ist es nun, diese Informationen richtig zu deuten.

(Unterscheiden zu lernen, welche Gedanken, Bilder und Gefühle dem eigenen Inneren entstammen und welche von Geistwesen kommen, ist ein wichtiger Teil der schamanischen Ausbildung.)

Begegnungen und Belehrungen

Neben meinen Krafttieren steht mir auch ein Indianer als Führungsgeist zur Seite. Im Laufe der Zeit habe ich eine tiefe Freundschaft mit meinen spirituellen Helfern geschlossen – besser als mit diesem Wort lässt sich die Zusammenarbeit mit diesen liebevollen Wesen kaum beschreiben, die ich nur zu rufen brauche, um mich ihrer Unterstützung zu versichern.

Eines Tages habe ich mich zu Hause zurückgezogen und auf die Couch gelegt, um etwas Persönliches mit meinem Führungsgeist zu besprechen. Ich traf ihn wie immer und brachte mein Anliegen vor, doch der Indianer gab keine direkte Antwort, sondern deutete an, dass er mir etwas aus seinem eigenen Leben zeigen wollte.

Er saß in der Mitte einer runden Weidenhütte und blickte starr in ein Feuer. Dabei hatte ich zwar das Gefühl, mit eigenen Augen in die Flamme zu schauen, ein Stück weit aber auch mit den seinen. Gedanklich teilte er mir mit: So habe ich damals mit den Geistern verkehrt. Abends, wenn ich in meiner Hütte saß und ins Feuer blickte, schickten sie mir Visionen, aus denen ich Rat und Hilfe in allen Stammesangelegenheiten bezog.

Danach sah ich meinen Führungsgeist mir gegenüber stehen und hörte ihn zu mir sprechen. Er habe mir zeigen wollen, sagte er, wie es sich anfühlt, wenn er in meine Aura eingegangen sei und ich seine Emotionen habe. Dann empfände ich alles, was er empfinde, und könne es sogar in Worte fassen. Genauso war es: Ich hatte gesehen, was er gesehen hatte, mit eigenen Augen, aber teilweise auch mit den seinen.

Dankbar für diese Belehrung, die die weitere Zusammenarbeit mit meinem Führungsgeist enorm verbessern sollte, löste ich unsere Verbindung.

Ein andermal fragte ich ihn: »Weshalb tut ihr das eigentlich? Warum helft ihr uns?«

Seine Antwort lautete: Weil es wichtig ist, dass die Entwicklung immer weiter fortschreitet. Durch die Hilfe, die wir geben, dienen wir der Schöpfung. Wir unterstützen die Menschen, die Tiere und die Pflanzen bei ihrer Entwicklung. Damit helfen wir zugleich der Erde, sich weiterzuentwickeln, und letztlich dem gesamten Universum. Das Ziel dieser Entwicklung ist, dass wir alle gemeinsam in Frieden und Einheit der Schöpfung dienen.

Eines Tages, ich war wohl zuvor etwas unachtsam gewesen, was meine Gefühle betraf, erteilte mir mein indianischer Führungsgeist eine Belehrung:

Gerade du als Schamane solltest auf deine Gefühle achten, sagte er zu mir, und dich nicht negativen Gefühlen wie Ärger hingeben. Es ist in Ordnung, wenn du diese Emotionen hast. Nimm wahr, dass es deine Gefühle sind, und transformiere sie dann im Sinne des höheren Ganzen. Wir mitfühlenden Geister beobachten euer Leben ganz genau, musst du wissen. Auch dein Leben, dein Handeln beobachten wir. Als dein Führungsgeist bin ich eng mit dir verbunden. Und deshalb schmerzt es mich, wenn du dich von negativen Gefühlen leiten lässt.

Als er das so sagte, war mir vollkommen klar, dass er recht hatte. Wenn ich meine Frequenz dauerhaft zum Negativen hin veränderte, würde er mich nicht mehr erreichen, nicht mehr führend und leitend auf mich einwirken können. Und dann würde er seine helfende Kraft auch nicht mehr in die Welt bringen können.

Daraufhin fragte ich ihn, was ich denn tun könne, um meine Zusammenarbeit mit ihm zu intensivieren. Er antwortete: Das Wichtigste ist deine Haltung, deine innere Einstellung. Wenn du mich als Freund betrachtest und mich auch so behandelst, respektvoll und liebevoll, dann fällt es mir leicht, die Verbindung zu dir herzustellen und aufrechtzuerhalten. Wenn du magst, kannst du einfach ab und zu ein Zeichen der Freundschaft setzen. Ein kleines Ritual oder eine Opfergabe, es genügt sogar ein lieber Gedanke an mich. Mit all dem erreichst du mich. Jedes Mal, wenn du mit einem Gefühl der Freundschaft an mich denkst, verstärkst du unsere Verbundenheit und intensivierst den Kontakt zwischen uns. Kleine Zeichen der Freundschaft erhalten und verstärken unsere Verbundenheit. Und je intensiver unsere Verbindung ist, desto leichter kann ich dich wie ein Freund unterstützen.

Eines solltest du noch wissen: Ich werde nie gegen deinen Willen Einfluss auf dich nehmen. Du wirst immer die Wahl haben, ob du das, was ich dir zeige, annimmst und umsetzt oder nicht. Kein mitfühlendes Geistwesen wird je über Gebühr in ein Menschenleben eingreifen. Und deswegen werde ich das auch bei dir nicht tun. Es sei denn, du wünschst es dir von Herzen.

Ich hatte einmal einen Streit mit meiner Frau, der meine negativen Gefühle so richtig aufwallen ließ. Anschließend wollte ich mit meinem Führungsgeist Kontakt aufnehmen und ihn dazu befragen. Doch statt mir eine Antwort zu geben, die mich weitergebracht hätte, sagte er, dass er mir nur hätte helfen können, wenn ich von vornherein anders reagiert hätte.

»Wie meinst du das?«, fragte ich nach.

Nun, deine Reaktionen in dem Streit waren alles andere als mitfühlend. Du bist in deine normalen menschlichen Gefühle zurückgefallen und hast ihnen freien Lauf gelassen. Gebrüllt und getobt hast du. Hast deiner Frau mit Worten wehgetan. Und sogar dir selbst gegenüber bejaht, dass du mit voller Absicht so gehandelt hast. Typisch Mensch! Du hast dich von blindem Zorn leiten lassen und nicht von Weisheit und Mitgefühl. Im Nachhinein darüber traurig zu sein und Schuldgefühle zu entwickeln hilft jetzt auch nichts mehr. Damit kannst du deine Reaktionen nicht ungeschehen machen. Hättest du mal lieber in der Situation selbst weise und mitfühlend gehandelt.

Aber wie sollte das gehen? Wie kann man sich in Momenten, in denen man von negativen Gefühlen geradezu überschwemmt wird, trotzdem noch souverän verhalten?

Auch in dieser Situation ließ mich mein Führungsgeist nicht im Stich. Vielmehr bot er mir an:

Wenn du magst, können wir ein Zeichen vereinbaren, mit dem du mich ganz schnell herbeirufen kannst, ohne vorherige Meditation oder sonst irgendetwas, einfach so, mitten im Alltag. Sobald du mir dieses Zeichen gibst, weiß ich, dass du Rat und Hilfe von mir brauchst. Dann trete ich sofort in deine Aura ein und führe dich in Weisheit und Mitgefühl.

Dankbar griff ich diesen Vorschlag auf. Wir haben unser Zeichen verabredet – und seither hilft mir die Spontananrufung meines Führungsgeistes immer wieder. Vor allem, wenn ich mich irgendwie beklommen, unverstanden oder angegriffen fühle. Dann bekomme ich sofort neue Kraft und meistens gelingt es mir so auch, ein besseres Gefühl in die jeweilige Konfliktsituation hineinzubringen und sie zu entspannen.

Empfang des Führungsgeistes

Die schamanischen Kulturen kennen verschiedene Methoden, den Führungsgeist zu empfangen. Die der bewussten Herbeiführung eines Traumes ist für uns Europäer wahrscheinlich die am leichtesten zu praktizierende.

Außerdem hat das aktive Träumen den Vorteil, dass Sie dabei ganz sicher sein können, dass Sie Ihrem Führungsgeist tatsächlich begegnen und sich das Ganze nicht bloß einbilden.

Der Empfang des Führungsgeistes geschieht in zwei Etappen. Zuerst bitten Sie ihn, sich Ihnen im Traum zu zeigen. Danach stellen Sie bewusst den Kontakt mit ihm her.

Den Führungsgeist träumen

Für die Traumarbeit benötigen Sie eine Rassel und eine weiße Kerze. Ferner Schreibzeug, das neben Ihrem Bett bereitliegt.

Vor dem Schlafengehen bereiten Sie sich mit einem kleinen Ritual vor. Zünden Sie die Kerze an und rasseln Sie dann wie folgt:

1. Rasseln Sie knapp über dem Boden und bitten Sie Mutter Erde gedanklich darum, dass sich Ihnen Ihr Führungsgeist im Traum zeigt.
2. Rasseln Sie genau über Ihrem Kopf und bitten Sie die himmlischen Kräfte gedanklich darum, dass sich Ihnen Ihr Führungsgeist im Traum zeigt.
3. Rasseln Sie nacheinander in östlicher, südlicher, westlicher und nördlicher Richtung. Bitten Sie die Kräfte der vier

Himmelsrichtungen gedanklich darum, dass sich Ihnen Ihr Führungsgeist im Traum zeigt.

Danach setzen Sie sich ganz still hin. Mit geschlossenen Augen wenden Sie sich an Ihren Ihnen momentan noch unbekannten Führungsgeist und bedanken sich bei ihm vorab dafür, dass er Ihnen im Traum begegnen wird.

Anschließend löschen Sie die Kerze und legen sich schlafen. Sie haben die Augen schon geschlossen, wenn Sie nun erneut Ihrer festen Absicht Ausdruck verleihen, im Traum auf Ihren Führungsgeist zu treffen. Danach schlafen Sie allmählich ein.

Wenn Sie in der Nacht von einem Traum aufwachen, schreiben Sie ihn sich so genau wie möglich auf.

Als Führungsgeist kann Ihnen ein Krafttier erscheinen oder auch ein menschliches Wesen. Dass es sich tatsächlich um Ihren Führungsgeist handelt, erkennen Sie an seinem freundlichen Verhalten.

Seien Sie aufgeschlossen und vollkommen unvoreingenommen. Denn Sie dürfen sicher sein: Wer oder was auch immer sich Ihnen zeigt, für Ihre gegenwärtige Situation ist es genau das Richtige.

Sollte es nicht gleich beim ersten Mal zu einer Begegnung mit Ihrem Führungsgeist kommen, wiederholen Sie das Traumritual so lange, bis der Kontakt hergestellt ist.

Sobald der Kontakt im Traum hergestellt ist, sind Sie bereit den Führungsgeist bewusst zu empfangen.

Den Führungsgeist empfangen

Schaffen Sie sich irgendwo zu Hause ein ruhiges Plätzchen und richten Sie sich dort einen kleinen Altar ein. Dafür besorgen Sie sich ein schönes festes Tuch, das Sie als Altertuch verwenden können, eine kleine Räucherschale und etwas (am besten weißen) Salbei. Auf den Altar stellen Sie eine Kerze und eine kleine Schüssel mit Wasser. Dazu geben Sie ein paar Blumen in eine separate Vase.

Die für die folgende Arbeit am besten geeignete Tateszeit ist der frühe Abend, kurz nach Einbruch der Dunkelheit.

Stellen Sie sicher, dass Sie nicht gestört werden. Dann kann es losgehen.

Sie zünden die Kerze an und rasseln:

Rasseln Sie im Uhrzeigersinn kreisförmig knapp über dem Boden und bitten Sie Mutter Erde um eine Vision, in der sich Ihnen Ihr Führungsgeist zeigt.

1. Rasseln Sie hoch über der Kerze mit ausgestreckten Armen in Richtung auf die Zimmerdecke und bitten Sie die himmlischen Kräfte um eine Vision, in der sich Ihnen Ihr Führungsgeist zeigt.
2. Rasseln Sie in östlicher, südlicher, westlicher und nördlicher Richtung und bitten Sie die Kräfte der vier Himmelsrichtungen um eine Vision, in der sich Ihnen Ihr Führungsgeist zeigt.
3. Rasseln Sie in Richtung der Kerzenflamme und bitten Sie das Element Feuer um eine Vision, in der sich Ihnen Ihr Führungsgeist zeigt.

Danach setzen Sie sich ganz still vor die Kerze. Lassen Sie Ihre Gedanken eine Zeit lang einfach kommen und gehen. So lange, bis Sie in völlig entspannter Aufmerksamkeit nur mehr die Flammen wahrnehmen.

Fokussieren Sie die Augen auf den Kerzenschein und verbinden Sie sich mit ihm. Betrachten Sie ihn eine Weile.

Warten Sie, bis der Schein der Kerze vor Ihren Augen verschwimmt und Ihr Körper ganz ruhig wird. Achten Sie auf Ihre Gedanken. Wenn Sie merken, dass sie abschweifen, lenken Sie Ihre Aufmerksamkeit ganz bewusst wieder auf den Kerzenschein zurück.

Sobald Sie vollkommen zur Ruhe gekommen sind, spüren Sie den sanften Rhythmus des Herzens. Während Ihre Aufmerksamkeit dem regelmäßigen Pochen in Ihrer Brust gilt, bleiben Ihre Augen auf das Kerzenlicht fokussiert.

Jetzt sind Sie bereit, Ihren Führungsgeist zu empfangen.

Richten Sie Ihre Aufmerksamkeit bewusst auf die Erinnerung an Ihren Traum, auf den Moment, in denen sich Ihnen Ihr Führungsgeist gezeigt hat.

Lassen Sie den ganzen Traum an Ihrem geistigen Auge vorbeiziehen. Dabei können Sie in die Kerzenflamme schauen, ohne sie aber bewusst wahrzunehmen. Wenn es Ihnen jedoch lieber ist, dürfen Sie die Augen auch schließen.

Steigen Sie tief in Ihren Traum ein, empfinden Sie ihn in allen Einzelheiten nach. Verschmelzen Sie mit den Traumbildern, die Sie hatten.

Erweisen Sie dem Geistwesen, Ihrem Führungsgeist, Respekt, indem Sie ihm etwas Salbei opfern. Zu diesem Zweck verbrennen Sie eine kleine Menge davon in der Räucherschale.

Während der Rauch aufsteigt, stimmen Sie sich ganz auf das Geistwesen ein. So stellen Sie die Verbindung zu Ihrem mitfühlenden Führungsgeist her, der bereit ist, mit Ihnen zu arbeiten. Bitten Sie ihn, er möge seine Kraft auf Sie übertragen. (Am besten ist es, wenn Sie ganz entspannt sind und das Wesen, das sich Ihnen im Traum gezeigt hat, auch visualisieren.)

Ganz allmählich werden Sie spüren, dass Sie sich mehr und mehr mit Ihrem Führungsgeist verbinden.

Werden Sie eins mit ihm. Spüren Sie seine Bewegungen, seine Kraft und Stärke in Ihrem Körper. Nehmen Sie diese Energien ganz in sich auf.

Noch leichter wird Ihnen das fallen, wenn Sie imaginieren, dass sich Ihre äußere Erscheinungsform dem Geistwesen anpasst. Vielleicht empfinden Sie es so, als würden Sie sich den Körper Ihres Führungsgeistes wie einen eng anliegenden Ganzkörperanzug überstreifen.

Dann fühlen Sie sich ganz als diese Wesenheit.

Halten Sie die Verbindung etwa eine Viertelstunde lang aufrecht. Ihr Führungsgeist ist dabei, Ihnen seine Kraft zu übertragen.

Achten Sie auf die Gedanken, die Ihnen in den Kopf kommen, es könnten Botschaften aus der geistigen Welt sein.

Die Kommunikation mit dem Führungsgeist kann auf verschiedenerlei Art wahrgenommen werden. Manchmal ist es so, als würde eine fremde Stimme im Kopf die Antworten geben. Manchmal äußert sich der Geist aber auch durch Gefühle. Oder er gibt Visionen ein.

Die Hinweise, die Sie erhalten werden, lassen zumeist an Eindeutigkeit nicht zu wünschen übrig.

Die Gedanken, die während der Verbundenheit mit dem Geist auftauchen, haben oft einen engen Bezug zum Alltag. Manchmal entsteht sogar der Eindruck, man sei gar nicht mehr recht bei der Sache … doch dann stellt sich urplötzlich eine Idee ein: die Lösung des Alltagsproblems, mit dem man sich herumgeschlagen hat.

Bedanken Sie sich dafür bei Ihrem Führungsgeist. Er hat zu Ihnen gesprochen.

Solange Sie mit dieser Arbeitsmethode noch nicht so vertraut sind, kann es passieren, dass Zweifel bei Ihnen auftauchen. Sollte das so sein, lassen Sie diese Gedanken einfach wieder gehen und verbinden sich aufs Neue mit Ihrem Führungsgeist. Folgen Sie ihm, wohin auch immer er Sie in Ihren Visionen führt. Bewerten Sie nichts. Geben Sie sich einfach Ihren Visionen hin. Und wenn Sie etwas nicht verstehen, dürfen Sie gern nachfragen. Das Geistwesen wird Ihnen die Antwort nicht schuldig bleiben.

Diese Arbeit können Sie so lange fortsetzen, wie Sie sie als wichtig und bedeutsam empfinden.

Zum Schluss bedanken Sie sich noch einmal bei Ihrem Führungsgeist und bitten ihn, er möge Ihre Aura jetzt wieder verlassen.

Sobald die Verbindung gelöst ist, löschen Sie die Kerze. Damit ist das Ritual beendet.

Ich würde Ihnen herzlich empfehlen, dieses Ritual immer wieder mal durchzuführen, um erneut in den Genuss der Kraftübertragung zu gelangen. Damit erweitern Sie Ihre schamanischen Fähigkeiten und werden auch in den Stand versetzt, Ihren Alltag besser zu bewältigen.

Setzen Sie sich intensiv mit Ihrem Führungsgeist auseinander. Beschäftigen Sie sich mit seinen besonderen Qualitäten. Denn dieses spezielle Geistwesen verkörpert genau die Art von Kraft, die Sie benötigen, um Ihr Leben freudvoller und glücklicher gestalten zu können.

Mitunter kommt es vor, dass der Führungsgeist, der erscheint, nicht den Erwartungen oder Hoffnungen entspricht, die man mit ihm verbunden hat. Gehen Sie aber bitte unbedingt davon aus, dass er genau der für Sie Richtige ist, und verweigern Sie sich ihm nicht.

Manchmal zeigt sich sogar eine Wesenheit, die man innerlich total ablehnt. Aber auch das hat natürlich seinen Grund: Jede Abneigung ist ein deutlicher Hinweis auf eigene Schattenthemen (siehe dazu auch Kapitel fünf).

Der Führungsgeist bietet uns immer genau die Eigenschaften, die wir gerade benötigen. Nehmen Sie ihn an, und er wird im Laufe der Zeit Ihr bester Freund werden.

Wenn Sie ihn getroffen haben, vereinbaren Sie mit ihm, dass er Sie in die physische Welt zurückbegleitet – zu Ihrem Schutz und zu Ihrer Stärkung. Und verständigen Sie sich auch auf ein Zeichen, mit dem Sie ihn in Notsituationen schnell herbeirufen können.

Eine Alternative zum aktiven Träumen stellt die schamanische Reise dar. Mehr darüber erfahren Sie in meinem Buch **Auch du bist ein Schamane.**

Drei

Schützende Berge und andere Ortsgeister

Zusätzlich zu ihren persönlichen Führungsgeistern haben die Schamanen traditionell auch noch viele weitere Helfer in der anderen Welt. Zu den wichtigsten gehören die Geister der Natur, die nicht wie die Krafttiere im unteren Universum oder die hoch entwickelten menschlichen Führungsgeister im oberen angesiedelt sind, sondern aus dem mittleren Universum stammen.

In vielen Belangen des Alltags waren sie für den Schamanen unverzichtbar (und sind es in einigen Teilen der Welt auch heute noch). Wenn etwa ein gefährliches Unwetter drohte, konnte er sich mit den Spirits der Wolken, des Donners und des Blitzes verbinden, um es abzuwehren oder zumindest doch abzuschwächen. In Regionen, in denen große Trockenheit herrschte, riefen die Schamanen die Wolken herbei, um den Regen heraufzubeschwören.

Auch mit den Spirits der vier Elemente, mit den Erd-, Wasser-, Luftund Feuergeistern, arbeiten viele Schamanen traditionell gern zusammen.

Auf Bali etwa vertrauen die Menschen darauf, dass die Schamanen gegebenenfalls sogar während der Regenzeit in der Lage sind, dem aus dem Himmel strömenden Nass Einhalt zu gebieten.

Bei einem meiner Besuche auf der Insel zeigte mir ein Freund die Jakarta Post vom 7. Juli 2001. Darin wurde über das Jahrestreffen der Pfadfinder berichtet, die National Jamboree – ein bedeutendes Großereignis. Zum Schutz der Gäste waren fünfundsechzig (!) Schamanen von den Veranstaltern engagiert worden. Eine Gruppe, so berichtete die Zeitung, war dafür zuständig, wilde Tiere von der Zeltstadt fernzuhalten, eine andere kümmerte sich darum, die Pfadfinder vor der Einflussnahme der bösen Geister zu schützen, die das Tal rund um den Veranstaltungsort bewohnen. Und die Aufgabe der dritten Schamanengruppe bestand darin, den Regen abzuhalten.

Wie die Jakarta Post vermeldete, schüttete es noch am Tag vor Beginn des Treffens in der ganzen Region wie aus Eimern. Aber das Camp selbst blieb trocken!

So unwahrscheinlich sich diese erfolgreiche Einflussnahme auf das natürliche Wettergeschehen auch anhören mag – sie war keine Ausnahme. Wie ich weiß, werden auf Bali für Hochzeitszeremonien, Dorffeste oder dergleichen oft Schamanen engagiert, um den Regen abzuhalten. Und immer wieder kommt es dabei tatsächlich zu diesem (mit normalen Begriffen) unerklärlichen Phänomen: Rundherum gießt es in Strömen, nur nicht am Veranstaltungsort.

Eng vertraut arbeiten Schamanen auch mit den Geistern der Landschaft zusammen, in der sie leben. In den Gebirgsregionen handelt es sich dabei meistens um Berggeister, während die Schamanen im Flachland eher die jeweiligen Hüter des Ortes herbeirufen (auf diesen Begriff komme ich gleich noch zurück).

Auch Flüsse spielen aufgrund der Spirits, die sie verkörpern, in vielen Kulturen eine bedeutende Rolle. Das bekannteste Beispiel dafür sind wohl der hoch verehrte Ganges in Indien und die Flussgottheit, die ihn beseelt. Und mag er äußerlich auch noch so verschmutzt sein: Jeder, der in das heilige Wasser des Ganges eintaucht, erfährt spirituell umfassende Reinigung. (Auch die christliche Taufe wurzelt übrigens in solchen schamanischen Reinigungsritualen mit dem Element Wasser.)

Theoretisch könnten natürlich auch wir, etwa Sie und ich, mit den Geistern des Donners, des Blitzes oder der Winde arbeiten – damit Sie aber möglichst viel praktisch anwendbares Wissen aus diesem Buch beziehen, habe ich beschlossen, mich unter dem Rubrum »Naturgeister« auf die Geister des Ortes im weitesten Sinne zu konzentrieren. Davon können Sie, glaube ich, am meisten profitieren.

Die besondere Atmosphäre

Das, was wir Schamanen Hüter des Ortes nennen, ist auch in der abendländischen Kultur von großer Bedeutung – unter dem Begriff »Genius loci« (Geist des Ortes), der bereits in der römischen Antike auf Tempel, Kultplätze und dergleichen, aber auch auf profane Örtlichkeiten angewendet wurde, sofern eine nicht näher bestimmbare geistige Atmosphäre von ihnen ausging.

Dieses »gewisse Etwas« spüren wir alle an bestimmten Orten, oft in Gotteshäusern (unabhängig von der eigenen Konfession), vor allem aber in der Natur.

Schamanisch erklären wir uns dieses Phänomen mit den Hütern des Ortes, den Spirits, die für gewisse … nun, sagen wir vorerst: Plätze … zuständig sind. Denn ganze Städte können einen eigenen Hüter haben, aber auch Dörfer oder Regionen, die mehrere Ortschaften umfassen. Selbst Häuser, Wohnungen, ja gar einzelne Zimmer darin haben mitunter ihren Hüter. (Das allerdings dürfte wirklich die kleinste Einheit sein, die unter dem speziellen Einfluss eines bestimmten Orts-Geistes stehen.)

Die Spirits der Berge

Menschen, die in den gebirgigen Regionen der Welt leben, stehen im Allgemeinen unter der Obhut ihres lokalen Bergspirits, der auch über die Dörfer am Fuße des Berges wacht.

In verschiedenen Kulturen der Welt wurden und werden diese Berggeister sogar als Gottheiten verehrt, beispielsweise in Peru, früher bei den Inkas, aber auch heute noch im Himalaya: Tausende von Menschen pilgern Jahr für Jahr zum heiligen Berg Tibets, dem über sechstausend Meter hohen Kailash. Bestiegen hat ihn bisher jedoch noch niemand – es ist verboten, aus Respekt vor diesem im Buddhismus, Hinduismus, Jainismus und in der schamanischen Bön-Religion verehrten Berg. (Dem Vernehmen nach gelang es Reinhold Messner in den Achtzigerjahren, eine Ausnahmegenehmigung zu erwirken, doch verzichtete er letztlich darauf, dieses Projekt zu realisieren.)

Ich bin ja Österreicher und als solcher natürlich von klein auf mit den Legenden, Sagen und Märchen des Alpenraums vertraut, in denen die Berggeister sehr häufig erwähnt werden. Aus diesen im Laufe vieler Jahrhunderte überlieferten Erzählungen erfährt man auch so einiges über Wesen und Eigenschaften dieser mächtigen Geister.

Da sie, wie anfänglich bereits erwähnt, im mittleren Universum zu Hause sind, können sie durchaus egzogentrisch sein und zu eigenmächtigem Handeln neigen. Überhaupt – pardon! – erinnern sie mich in vielerlei Hinsicht an uns Menschen, nicht zuletzt in ihrer Launenhaftigkeit. Auch sind sie so mächtig dass die Wissenden sie in höchstem Maße verehren.

Und die Menschen, die in ihrem unmittelbaren Einflussbereich leben, tun gut daran, den Wünschen der Bergspirits zu entsprechen. Opfergaben, die berühmten kleinen Geschenke, erhalten, auch in diesem Fall die Freundschaft. Oder stimmen die Geister doch zumindest gnädig. Denn kein Zweifel, was geschehen kann, wenn der Berg böse wird: Lawinenunglücke, Murenabgänge und so weiter gehören da noch zu den kleineren (Natur-)Katastrophen.

Gipfelerlebnisse

Um die Macht und Kraft der Berge weiß jeder, der schon einmal einen Gipfel erklommen hat. Natürlich erleben wir es als Erfolgserlebnis, ihn »bezwungen« zu haben (was eine vermessene Fehleinschätzung ist, aber das steht auf einem anderen Blatt). Und natürlich ist auch der Blick von ganz weit oben auf die seltsam entrückte Landschaft zu unseren Füßen immer wieder ein erhebender Moment. Auf einer tieferen Ebene, der seelischen, aber geht es um weit mehr. Auf dem Gipfel empfinden wir die Energie des Berges in ihrer ganzen Kraft. Und warum? Weil wir hier seinem Spirit so nahe sind wie sonst nirgends.

Deshalb ist es auch nicht unbedingt erforderlich, den Gipfel mit eigener Körperkraft zu erstürmen; um den Genuss des unvergleichlichen Erlebnissses, mit dem er aufwartet, gelangen zu können, genügt es durchaus, ein Billet für die Seilbahn zu lösen. Sobald wir den Lift verlassen haben, sind es dann oft nur noch wenige Schritte, die uns vom Gipfelkreuz trennen. Und meistens steht auch noch irgendwo eine Bank herum. Darauf brauchen wir nur Platz zu nehmen und können ganz tief eintauchen in dieses mit Worten so schwer zu beschreibende Gefühl, das uns eine Ahnung von unserer Verbundenheit mit den Mächten schenkt, die weit größer und viel höher entwickelt sind als wir. Feinstofflich betrachtet befinden wir uns auf dem Gipfel inmitten eines Energiewirbels, der spiralartig aus dem Inneren des Berges emporsteigt und unsere Aura auflädt, was ganz entscheidend zu den außergewöhnlichen Empfindungen beiträgt, von denen wir auf dem höchsten Punkt des Berges ergriffen werden.

Für uns Schamanen ist jede Energie mit Intelligenz ausgestattet – und die ist es, mit der wir kommunizieren. So verhält es sich natürlich auch mit den Bergen und ihren Spirits.

Ein geschenkter Tag

Die Expedition, bei der ich meine Einweihung erfuhr, führte uns hoch in die peruanischen Anden zu einem Dorf der Q'eros. Da es keine Straße gab, ersetzten wir den Kleinbus, mit dem wir unterwegs waren, durch Pferde und überquerten hoch zu Ross mehrere Pässe.

Vor jedem von ihnen legten die drei Schamanen, die uns begleiteten, ein Päuschen ein, aber nicht, um sich Erholung zu gönnen, sondern weil sie eine kleine Zeremonie durchführten. Wie sie uns erklärten, baten sie die Berggeister um Erlaubnis, das nächste Tal betreten zu dürfen. Würde sie uns versagt, dürften wir nicht weiterreiten. Und so zogen sich die Männer zurück und versanken in stille Meditation. Dann fügte jeder von ihnen als Zeichen seiner Ehrerbietung gegenüber den lokalen Spirits einem dort bereits aufgehäuften Haufen von Steinen einen weiteren hinzu. Kein Einheimischer, erläuterte der Führer unserer Expeditionsgruppe, würde je einen Pass betreten, ohne vorher die Berggeister um Schutz zu bitten und ihnen durch die Niederlegung eines Steines seinen Respekt zu erweisen.

Als die Schamanen nach einiger Zeit zu uns zurückkamen, teilten sie uns freudestrahlend mit, dass die Geister ihnen die Erlaubnis erteilt hätten, uns nach Q'eros mitzunehmen.

Am nächsten Tag fanden dann die Zeremonien anlässlich meiner Einweihung statt, über die ich in Auch du bist ein Schamane berichtet habe. Und für den darauffolgenden Tag war unsere Rückreise geplant.

Doch am Vorabend kam der oberste Schamane auf uns zu, um uns mitzuteilen, dass sie uns vorerst nicht zu unserem Kleinbus zurückbegleiten könnten. Wir müssten nämlich unbedingt noch einen Tag länger bleiben, weil die Spirits der Berge großen Wert darauf legten.

Von der Aussicht, weitere vierundzwanzig Stunden im Dorf ausharren zu müssen, waren weder unser Führer noch der Fahrer begeistert. Doch nach einigem Hin und Her sahen sie schließlich ein, dass sie keine Wahl hatten. Wenn es die Geister so wollten …

Also blieben wir noch einen Tag länger als geplant, und für Christine und mich war er so schön, dass wir ihn beide nie vergessen werden. Die Krönung: Am Abend wurden wir, nachdem die Inititationszeremonien stundenlang fortgesetzt worden waren, auch von den Spirits der Berge als Schamanen anerkannt. Als sie uns schließlich die Abreise genehmigt hatten, verließen wir Peru in dem Wissen, dass wir von nun an in der Lage sein würden, direkt mit den Berggeistern zu kommunizieren und mit ihnen zusammenzuarbeiten. Wir waren überglücklich!

Einige Wochen nach unserer Rückkehr unternahmen Christine und ich eine kleine Bergwanderung in den Alpen, ganz in der Nähe meines Geburtsortes. Wir hatten uns vorgenommen, die Befähigung, die wir in Peru erhalten hatten, praktisch zu erproben und Kontakt mit den Bergspirits der Region aufzunehmen.

Der Ort, in dem ich geboren wurde und meine ersten Lebensjahre verbracht habe, liegt in einem kleinen Tal, ringsum von Bergen umgeben. Natürlich kannte ich sie alle beim Namen, hatte einige von ihnen sogar schon bestiegen oder mich beim Skifahren mit ihnen vertraut gemacht. Aber eine so enge Beziehung wie die peruanischen Schamanen zu den Geistern der Anden hatte ich zu meinen »Hausbergen« noch lange nicht entwickelt.

Es war ein schöner Herbsttag. Auf einer sonnenbeschienenen Lichtung breiteten wir eine Decke aus und nahmen darauf Platz, um in der Meditation Kontakt zu den Bergspirits zu suchen.

Nach einer Weile der Ruhe und Entspannung bekam ich das Gefühl, dass ich soweit war. Meine besondere Aufmerksamkeit erregte ein Berg, den ich schon als Kind einmal bestiegen hatte. Er lag genau gegenüber auf der anderen Seite des Tales und ist als

Tourenberg überaus beliebt. An seinem Fuß befindet sich eine Schutzhütte, die im Sommer gern von Wanderern besucht wird. Der Berg selbst ist dafür bekannt, dass es sehr gefährlich ist, in seinen Wänden zu klettern.

Ich stimmte mich auf den Spirit des Berges ein, was mir zunächst gar nicht so leicht fiel, wie ich gedacht hatte. Immer wieder musste ich mich selbst zur Ruhe rufen. Doch dann plötzlich tauchte er vor meinem geistigen Auge auf. Er zeigte sich mir als alter Mann mit weißem Haar und grimmigem Gesicht.

Ungehalten herrschte er mich an: Was willst du? Er fühlte sich allem Anschein nach von mir gestört.

Einigermaßen eingeschüchtert berichtete ich von der Ermächtigung zur Kommunikation und Zusammenarbeit mit den Geistern der Berge, die mir in Peru erteilt worden war. Aber das schien ihn nicht im Geringsten zu beeindrucken. Jedenfalls blieb er unwirsch. Und er sagte nur: Ich mag die Menschen nicht! Das verwunderte mich, denn der Berg war doch bei den Wanderern so beliebt, und auch die Schutzhütte unten wurde von vielen immer gern aufgesucht.

Immerhin akzeptierte er meine Präsenz. Denn sonst hätte er mich überhaupt keiner Äußerung gewürdigt.

Deshalb traute ich mich ihn zu fragen, warum er die Menschen denn nicht möge. Und er antwortete: Weil sie auf mir herumtrampeln und mich nicht achten. Nicht respektieren. Außerdem beuten sie uns aus …

»Uns?« hakte ich, mutiger werdend, nach, »wen meinst du mit ›Uns‹?«

Ich spreche nicht nur für mich, sondern auch für meine Nachbarn. Wir sind alle Spirits, die von den Menschen nicht hinreichend gewürdigt werden. Sie durchlöchern uns nach Strich und Faden, bauen Straßen in uns hinein oder errichten Seilbahnen auf unserem Rücken – und alles, ohne uns zu fragen. Wir haben nichts dagegen, friedlich mit den Menschen zusammenzuleben. Aber ein bisschen mehr Respekt würden wir uns schon von ihnen erwarten.

»Was meinst du mit Respekt?«

Nun ja, einfach Achtung. Ein Gefühl, das wir in der letzten Zeit bei den Menschen immer mehr vermissen. Sie steigen einfach auf uns herum, ohne sich etwas dabei zu denken.

Während dieses Gespräches hatte auch Christine Kontakt zu den Berggeistern aufgenommen. Als wir uns anschließend über die Erfahrungen, die wir jeweils gemacht hatten, austauschten, stellte sich wieder einmal heraus, dass unsere Wahrnehmungen einander verblüffend ähnelten. Und so bestätigte sich für mich: Der Berg, mit dem ich kommuniziert hatte, schien tatsächlich nicht der Einzige zu sein, den die Menschen erzürnt hatten. Auch die anderen waren aufgrund unserer Rücksichts- und Respektlosigkeit nicht besonders gut auf uns zu sprechen.

Mein Geburtsberg

Von herausragender Bedeutung war und ist in vielen schamanischen Gebirgskulturen der Geburtsberg eines Menschen, also derjenige, an dessen Fuß er geboren wurde. (Um dies in seiner ganzen Tragweite verstehen zu können, muss man sich vor Augen führen, dass die Leute in diesen traditionellen Gesellschaften selten umzogen; also verbrachten sie meistens ihr ganzes Leben an dem Ort, an dem sie zur Welt gekommen waren, in einem Dorf, das sich in aller Regel in unmittelbarer Nähe eines Berges gebildet hatte, an seinem Fuß oder in einen Abhang geschmiegt. Wir Heutigen können den Geburtsberg als denjenigen definieren, in dessen Schutz wir unsere ersten Lebensjahre verbracht haben.) Dieser Berg galt als machtvoller Wächter über die Menschen, die unter seiner Obhut lebten. Seinen hilfreichen, mitfühlenden Spirit riefen die Schamanen zum Beispiel auch an, wenn es zu kämpferischen Auseinandersetzungen zwischen Dörfern oder Stämmen kam. Dann waren die Hausberge der jeweiligen Siedlungen durchaus parteiisch, sodass mitunter nicht nur die Menschen einander befehdeten – vielmehr verlagerten die Schamanen den Kampf auch auf die spirituelle Ebene, mit der Folge, dass sogar die Spirits einander feindlich gegenüberstanden. Womit ich nicht sagen will, dass sie sich tatsächlich bekämpften, aber immerhin unterstützten sie »ihre Leute« gegen den Feind.

Und so kam es indirekt dann mitunter doch – wie viele Volkssagen bezeugen – zum Kampf der Geister.

Das ist das bedeutendste Charakteristikum der Mittelweltgeister: Sie stehen für sich selbst, sind ihren Schutzbefohlenen gegenüber mitfühlend und hilfreich, sofern sie von ihnen mit Respekt und Achtung behandelt werden. Auf diejenigen aber, die nicht ihrem Schutz unterstehen, können sie durchaus negativ einwirken.

Diese parteische Egozentrik, wenn man es mal so nennen möchte, ist es auch, die die Mittelweltgeister so gefährlich macht.

Wenn wir als Schamanen mit ihnen arbeiten möchten, müssen wir uns schützen. Das heißt, wir benötigen entweder eine Initiation, die uns zur Kooperation mit ihnen ermächtigt, oder aber wir versichern uns – und dies wird die Regel sein – des Schutzes und der Führung durch unseren Führungsgeist.

In manchen Kulturen können die Spirits der Berge aber auch selbst Führungsgeister sein, wie ich es etwa in den peruanischen Anden erlebt habe, als ich ihnen im Rahmen meiner Initiation als Schamane vorgestellt wurde.

Oder in Ladakh, als ich mich mit der Schamanin Tirit unterhalten durfte. Wie sie mir erzählte, ruft auch sie in vielen Fragen, die ihr Dorf betreffen, den Bergspirit an.

Auf die Frage nach ihrem Führungsgeist antwortete Tirit:

»Wenn mich einzelne Personen um Rat, Hilfe oder Heilung bitten, kommt der Hüter des Ortes zu mir, um mein Tun zu lenken. Bei den großen Zeremonien dagegen weiß ich meistens einen mächtigen Bergspirit an meiner Seite. Diese Zeremonien finden immer im Frühjahr und im Herbst statt, einmal, wenn wir um eine gute Ernte bitten, und dann, um uns für die gute Ernte zu bedanken und darum zu bitten, dass wir den harten Winter gut überstehen. Bei der größten Zeremonie, die wir im Winter abhalten, treffe ich Voraussagen über die kommende Ernte. Das interessiert die Menschen natürlich!«

Als ich Tirit nach dem Bergspirit fragte, fiel mir auf, dass ihre Miene plötzlich ängstlich wirkte. Dieser Eindruck bestätigte sich, als der Übersetzer ihre Antwort wiedergab: »Mit dem Bergspirit arbeitet sie nicht so gern zusammen. Der Bergspirit ist sehr mächtig, und ihr fällt es sehr, sehr schwer, seine Energien zu ertragen, so stark sind sie. Anschließend fühlt sie sich erschöpft und braucht erst einmal viel Ruhe, um ihren eigenen Energiehaushalt wieder in Ordnung zu bringen.«

»Aber wie kann das sein? Wie kommt es, dass die Energie des Bergspirits sie dermaßen erschöpft?«, erkundigte ich mich. Der Übersetzer gab meine Frage an Tirit weiter, die daraufhin sagte: »Wenn der Bergspirit kommt, bin ich meiner Sinne nicht mehr mächtig: Er tritt dann in mich ein und ich komme erst wieder zu mir, wenn er weg ist. Die Leute berichten mir dann nachher, was ich gesagt habe. Außerdem ist der Bergspirit keineswegs immer freundlich. Manchmal beschimpft er die Dorfbewohner und manchmal deckt er auch Dinge auf, die die Leute eigentlich geheimhalten wollen, eine verbotene Liebschaft etwa oder andere Dinge, die so laufen. Und das gefällt den Betroffenen natürlich überhaupt nicht.

Dann kommen sie zu mir und beschweren sich: ›Du hast das und das gesagt. Was hast du dir dabei eigentlich gedacht?‹ Und ich muss zugeben, dass ich mich nicht erinnern kann, und erkläre ihnen, dass nicht ich das gesagt habe, sondern der Berggeist.

In jedem Dorf gibt es irgendwelche Heimlichkeiten und vor denen fürchte ich mich direkt. Ich mag es nicht, wenn mir die Leute Vorwürfe machen, weil ich angeblich ihre größten Geheimnisse ausgeplaudert habe. Den Berggeist aber kümmert das nicht, der nimmt auf die Befindlichkeiten der Menschen keine Rücksicht. Er ist so mächtig, dass er einfach sagt, was er denkt. Und was für die Leute wichtig ist. Dass sie Dinge voreinander verheimlichen, ist nicht wichtig. Im Gegenteil, für den Spirit kommt es gerade darauf an, diese Heimlichkeiten aufzudecken, damit kein Leid daraus entsteht.«

Warum sie denn aber so erschöpft sei, wenn sie doch nicht einmal wisse, was sie tue, interessierte mich noch.

Nach einem kurzen Zwiegespräch mit der Schamanin antwortete der Übersetzer mit einem Vergleich. »Stell dir eine Glühbirne vor. Wenn sie eine bestimmte Menge Strom erhält, brennt sie und alles ist in Ordnung. Wird ihr aber zu viel Strom zugeführt, gibt es einen Blitz und die Glühbirne brennt durch.

So ähnlich ist es für Tirit, wenn der Bergspirit zu ihr kommt. Seine Energie ist im Grunde zu stark für sie. Und deshalb muss sie sich hinterher immer erst einmal davon erholen. Aber glücklicherweise kann sie ja nicht kaputtgehen wie eine Glühbirne.«

Inzwischen verfügte ich schon über einige Erfahrungen mit den Spirits der Geister, mit ihrer Macht und ihrer Energie, nur meinem Geburtsberg – dem hatte ich bislang viel zu wenig Be-Achtung geschenkt.

So machte ich mich an einem schönen Sommertag mit Christine auf den Weg. Er führte uns zu einem wunderschönen kleinen See unmittelbar unterhalb des Gipfels meines Geburtsberges. Diese Stelle hatte ich in Visionen gezeigt bekommen, und deshalb wollte ich gerade dort den Kontakt aufnehmen.

Im Hang oberhalb des Sees suchte ich mir einen geeigneten Platz und zündete das Räucherwerk an, das ich mitgebracht hatte. Dem aufsteigenden Rauch gab ich die Bitte an den Berggeist mit, er möge dieses Opfer wohlwollend annehmen. Danach setzte ich mich ruhig hin und wartete.

Als der Spirit meines Geburtsberges nach einer Weile vor meinem inneren Auge erschien und der Kontakt hergestellt war, machte er den Eindruck eines weisen, schon etwas älteren Mannes. Gleichwohl strahlte seine mächtige Gestalt beinahe athletische Kraft aus.

Ich berichtete ihm, dass mich sowohl die Schamanen als auch die Geister selbst in Peru ermächtigt hätten, mit den großen Spirits der Berge zu kommunizieren.

Wenn das nicht der Fall wäre, hätte ich mich dir gar nicht erst gezeigt, entgegnete er, und ich meinte ein Lächeln wahrzunehmen, als er das Wort an mich richtete.

Ich erkundigte mich nach der speziellen Funktion, die er als mein Geburtsberg für mich habe. Er antwortete: Ich wache über deinen Heimatort. Im Moment hältst du dich in der Nähe meines Kopfes auf, mein Körper erstreckt sich aber bis weit ins Tal hinunter. Und ich bin für das Dorf zuständig, das zu meinen Füßen liegt. Übrigens: Außer dir hat mich bislang noch kein Mensch je persönlich kennenlernen dürfen.

Das verwunderte mich, erfüllte mich aber zugleich auch mit einem gewissen Stolz.

Meine Gedanken blieben dem Berggeist natürlich nicht verborgen. Er sagte weiter: Ja, leider gibt es heutzutage nur noch wenige Menschen, die in der Lage sind, Kontakt mit uns aufzunehmen. Und obwohl du schon lange nicht mehr in dem Dorf zu meinen Füßen lebst, solltest du doch als Mittler dienen. Überbring den Menschen meine Botschaft: Ich biete allen, die in der Ortschaft wohnen, Schutz. Sie können sich getrost dort ansiedeln.

»Aber wie soll das gehen? Ich komme doch nur noch ganz selten in diese Region«, entgegnete ich.

Mit Bedauern in der Stimme, wie es mir schien, antwortete der Berg: Tja, so hat sich eure Zivilisation eben entwickelt. Schade, dass es im Dorf heute keine Menschen mehr gibt, die in der Lage sind, mit uns zu kommunizieren.

Da kam mir eine Idee: »Vielleicht könntest du mir ja auch in der Ferne behilflich sein?«

Sicher, antwortete der Berg. Entfernung spielt im Prinzip keine Rolle. In erster Linie bin ich natürlich für diese Region hier zuständig. Da du aber aus meinem Dorf kommst und auch hier aufgewachsen bist, darfst du dir meines Schutzes immer sicher sein. Du brauchst mich nur zu rufen, und schon bin ich zur Stelle. Nimm dir einen Stein von hier mit, damit der Kontakt zwischen uns noch besser funktioniert.

Aber hier lagen überall Steine herum. Welchen davon sollte ich einstecken?

Der Berg beschenkte mich mit einer genauen Beschreibung der Stelle, an dem ich den Stein finden würde. Ich öffnete die Augen, stand auf und schlug die Richtung ein, die mir der Geist genannt hatte. Am Ziel angelangt, lagen dort zwei Steine, ein kleiner und ein großer. Ich schloss die Augen wieder und fragte den Berg, welchen davon ich mitnehmen solle.

Nimm beide, antwortete er. Für den großen suchst du einen schönen Platz in der Wohnung und den anderen machst du zu deinem Reisebegleiter. Dann bist du immer von mir geschützt – wo du dich auch gerade aufhältst.

Voller Freude packte ich beide Steine in meinen Rucksack. Der Berg hatte mit mir gesprochen, mir seine Unterstützung zugesagt und mich sogar zu seinem Partner gemacht! Zum Dank opferte ich ihm ein paar Prisen Tabak, zündete den Rest des Räucherwerks an und blies den Rauch zum Gipfel hoch.

Der große Stein hat seither einen Ehrenplatz bei uns in der Wohnung. Wann immer ich ihn sehe, denke ich an meinen Geburtsberg und seinen Spirit. Auf diese Weise fühle ich mich stets eng mit ihm verbunden. Und wenn ich unterwegs bin, werde ich von dem kleinen Stein begleitet. In jedem Raum, in dem eines meiner Seminare oder ein Workshop stattfindet, bildet er den Mittelpunkt auf meinem Reisealtar. So habe ich meinen Geburtsberg immer um mich und weiß mich von seinem mitfühlenden Geist beschützt. Können Sie sich vorstellen, was für ein schönes Gefühl das ist?

Die Spirits von Ökosystemen und Soziotopen

Ein Berg und damit auch dessen Spirit lässt sich relativ leicht definieren (jedenfalls, wenn er in einer ansonsten deutlich flacheren Landschaft isoliert emporragt; handelt es sich um eine Gebirgskette, fällt es schon schwerer).

Aber wie sieht es mit anderen Orts-Hütern aus?

Um das zu verstehen, müssen wir uns von unserem gewohnten Denken lösen und eher der Intuition folgen. Denn für Schamanen bestehen weniger klare Trennungen oder unzweideutige Definitionen, da ist mehr Einheit in der Vielfalt.

Bäche, Seen, Täler, verschieden Aspekte, die wir mit dem analytischen Verstand vielleicht gesondert betrachten würden, bilden für den Schamanen ein großes Ganzes. So kann zum Beispiel ein Tal ein Spirit sein. Und eingebettet in diesen großen Spirit des Tales leben die kleineren Spirits, die Geister der Wälder, der Wiesen, der Bäche, der Seen im Tal. Alles zusammen ist der Spirit des Tales. Annäherungsweise in westlich-rationale Begriffe übersetzt, könnten wir von einem Ökosystem sprechen – wissend, dass es Unmengen Subsysteme oder Biotope enthält, je nachdem, worauf man den Blick lenkt. Auf diese Weise ist letztlich auch die

Erde als ganze ein Ökosystem mit eigenem Spirit und zahllosen Spirits, die sich darunter – gleichberechtigt – subsumieren lassen. Alles ist untereinander vernetzt.

Ähnliches gilt für die Gemeinschaft der Menschen. Auch Straßenzüge, Dörfer oder Städte haben natürlich einen Spirit, einen Hüter des Ortes, ebenso wie ganze Nationen – bis hin zur Erdbevölkerung.

Auch die Spirits unserer Gemeinschaften sind also in ihrer Vielzahl letztlich unüberschaubar wie die Natur in ihren unterschiedlichen Aspekten.

Die Arbeit des Schamanen ist aber keine theoretische – und so folgen wir unserer Intuition beziehungsweise der Aufgabe, die vor uns liegt, um zu bestimmen, mit dem Geist welchen Soziotops, mit welchem Hüter des Ortes wir zusammenwirken wollen. Unser Führungsgeist wird uns dabei gern unterstützen.

Und worauf es bei der Zusammenarbeit ankommt, ist in allen Fällen dasselbe: Respekt und Achtung.

In meiner schamanischen Arbeit erweist sich immer wieder, dass den Spirits die kulturelle Erscheinungsform dieser Ehrerbietung gleichgültig ist. Sie reagieren eh nicht auf die Worte, mit denen sie angesprochen werden, sondern auf die Gefühle und Gedanken der Menschen.

Wenn zum Beispiel ein Bauer inbrünstig für reiche Ernte betet und der Schöpfung in Dankbarkeit gegenübertritt, wird sein Wunsch selten auf taube Ohren treffen.

Alle Pflanzen, die die Menschen aussäen, wachsen in der Energie des Hüters des Feldes. Ist dieser Orts-Wächter dem jeweiligen Bauern wohlgesinnt, wird er das Saatgut bestens versorgen.

Aber alle Hüter des Ortes können erzürnt werden und sind den Menschen in ihrem Einflussbereich nicht zugetan, wenn sie ihnen den nötigen Respekt verweigern.

Als Wesenheiten des mittleren Universums sind sie in ihrer spirituellen Grundgestalt zwar mitfühlend und hilfsbereit, dies aber nicht bedingungslos, sondern auf Balance bedacht. Zuneigung beantworten sie mit Zuneigung, Missachtung mit Missachtung.

Der (gute) Geist des Hauses

Auch jedes Haus hat seinen eigenen Spirit, der die Menschen, die darin wohnen oder arbeiten, beschützt. Er entsteht aus dem Zusammenwirken des Hüters des Grundstückes, auf dem das Gebäude steht, mit der Energie des von Menschenhand errichteten Hauses. Dabei ist es unerheblich, ob es sich um einen Wohnblock, eine Fabrikhalle oder ein Einfamilienhaus handelt: Ein Gebäude beheimatet den Hüter des Ortes in seiner kleinsten Einheit.

Auch Menschen, die nichts mit dem Schamanismus »am Hut« haben, werden vom Geist eines Hauses angesprochen und berührt, wenngleich sie nicht von dessen Spirit sprechen, sondern vielleicht von (guter oder schlechter) »Energie«, von »Atmosphäre« oder »Ausstrahlung«. Und manchmal kann man die Wirkung des Spirits auch gar nicht recht in Worte fassen.

Dadurch aber, dass wir ein Gebäude als »schön«, »wohnlich« oder »angenehm« empfinden, zollen wir seiner Seele Tribut. Und was das betrifft, können wir uns auf unsere Gefühle verlassen – so kraftvoll ist der Hüter des Ortes. Wir spüren es, wenn ein Haus energetisch wie tot ist.

Natürlich wird dieser Spirit auch von den Menschen geprägt, die sich in dem jeweiligen Haus aufhalten. So, wie der Bauer den Geist des Ackers durch die Gefühle beeinflusst, die er der Scholle entgegenbringt (und damit unwillkürlich auf die Qualität der Ernte einwirkt), bleiben auch bei Bewohnern eines Gebäudes negative Emotionen wie Ärger, Zorn, Hass und dergleichen nicht ohne Effekt auf seinen spirituellen Hüter: Er wird sich nach und nach daraus zurückziehen. Mit dem Ergebnis, dass sich die Menschen immer weniger darin wohlfühlen, dass ihnen das Wohnen dort unerträglich oder die Arbeit mühsam erscheint.

Manchmal fragt man sich auch, warum ein bestimmtes Unternehmen, etwa ein Ladengeschäft oder ein Restaurant, so schlecht läuft. Eigentlich stimmt alles: Lage, Angebot, Preis- Leistungs-Verhältnis, Motivation der Inhaber. Und trotzdem steht es immer kurz vor der Pleite.

Die Begründung liegt im spirituellen Bereich. Irgendwelche Vorfälle haben den Hüter des Ortes zum Rückzug veranlasst. Davon können die Kunden natürlich nichts wissen, aber sie reagieren, indem sie das Gebäude meiden, ganz unbewusst. Oft hilft dann auch ein Inhaberwechsel nicht, um den geschäftlichen Erfolg an diesen Ort zurückzuholen. Man beobachtet das ja häufig: An einer bestimmten Ecke wird immer wieder ein Lokal eröffnet, wenig später ist es zu, ein neues kommt rein – und ist auch bald wieder pleite und muss schließen.

Erst wenn es gelingt, den Hüter des Ortes zur Rückkehr zu bewegen, geht es aufwärts – und plötzlich wird das Lokal, das von der Qualität der Speisen und dem Service her auch nicht anders ist als seine Vorgänger, zur Goldgrube. Der einzige Unterschied zu früher: Der Geist des Hauses ist wieder da – und der neue Inhaber erweist ihm seinen Respekt. (Auf Bali zum Beispiel legen die Besitzer täglich kleine Opfergaben vor die Türen ihrer Geschäfte – und wissen ganz genau, warum sie das tun.)

Die Zusammenarbeit mit dem Hüter des Ortes

Wir Schamanen können Menschen helfen, die »Probleme« mit den Häusern haben, in denen sie wohnen oder arbeiten. Denn wir sind in der Lage, mit dem Hüter des Ortes in Kontakt zu treten und ihn, wenn alles gut läuft, als Freund und Unterstützer gewinnen. Wie das geht?

Nun, prinzipiell gestaltet sich die Kooperation mit den Hütern eines Ortes nicht viel anders als die Zusammenarbeit mit den Berggeistern, von der ich in diesem Kapitel bereits berichtet habe. Entscheidend ist auch hier die innere Einstellung: Respekt und Dankbarkeit gegenüber den Geistwesen. Dies vorausgesetzt, können wir mit ihnen sprechen, sie etwa fragen, auf welche Weise sie uns zu helfen vermögen.

Wie alle im mittleren Universum angesiedelten Geistwesen sind aber auch die Orts-Wächter in der Zusammenarbeit nicht ganz unheikel. Deshalb tun wir gut daran, wenn wir sie fragen, was wir im Gegenzug für sie tun dürfen.

Und die Wünsche, die sie dann äußern, sollten wir unbedingt erfüllen – es ist nicht nur ein Akt der Höflichkeit, sondern drückt vor allem auch unseren Dank aus. Und darauf reagieren die Geister, indem sie bereit sind, uns zu schützen, zu führen und zu leiten.

Aber Vorsicht: Mitunter haben gerade die Hüter der Orte auch Wünsche, deren Erfüllung uns geradezu unmöglich vorkommt, weil sie uns vor eine echte Prüfung stellen.

Machen wir uns nichts vor: Als Schamanen sind wir in einem gewissen Maße gesellschaftliche Außenseiter, die aufgrund ihrer Kontakte mit dem Übernatürlichen oder der anderen Welt oft belächelt oder gar verspottet werden. Das resultiert bei vielen von uns in Unsicherheit und Zurückhaltung. Genau hier legen die Hüter des Ortes gern den Finger auf die Wunde, indem sie uns zwingen, ein Bekenntnis zu ihnen abzulegen, das auch in der Öffentlichkeit sichtbar wird.

Und das kann direkt peinlich werden. Glauben Sie mir, ich weiß, wovon ich spreche.

Ein ganz besonderes Pärchen

Mit dem Hüter unseres Wohnhauses habe ich schon vor Jahren den Kontakt gesucht. Und stellen Sie sich vor: Er zeigte sich mir als Gartenzwerg! Genauer gesagt: als Gartenzwergpärchen, eine Frau hatte er nämlich auch noch. Zusammen wachten sie spirituell über das Grundstück, auf dem unser Haus steht, und über das Gebäude selbst. Aber ich bitte Sie – zwei Gartenzwerge mit Mützchen und Schürzchen und so … was für eine Zumutung! Ich stand schon kurz davor, den Kontakt wieder abzubrechen …

Sie müssen nämlich wissen: Diese kitschigen Plastikteile, die überall in den Vorgärten herumstehen, empfand ich – wie viele andere auch – als den Inbegriff spießigen Auswuchses; für mich waren sie schlicht und ergreifend das Letzte. Und entsprechend ließ ich es an lautstarkem Spott nicht fehlen. Wer immer es hören mochte oder auch nicht, erfuhr von meiner Abneigung gegen Gartenzwerge.

Dann erbte Christine ein Haus – und mit ihm eine ganze Menge von Plastikgartenzwergen. Und was geschah? Während ich sie natürlich am liebsten auf der Stelle entsorgt hätte, entwickelte meine Frau doch tatsächlich Zuneigung zu diesen Teilen und schleppte einige davon sogar zu uns nach Hause.

Da standen sie nun, die potthässlichen Gartenzwerge, und verschandelten den wunderschönen Gesamteindruck unseres Grundstücks. Können Sie sich vorstellen, wie ich mich gefühlt habe? Ich, der ich seit Jahren bei jeder Gelegenheit über Gartenzwerge gelästert hatte? Und nun lümmelte sich der Gegenstand meines beißenden Spotts in Mannschaftsstärke vor unserem Haus! Und das nicht etwa aus Keramik; nein aus spottbilligem Plastik.

Ich schämte mich ja so!

Ich bettelte und flehte, bat Christine inständig und unter Zuhilfenahme aller mir zu Gebote stehenden rhetorischen Tricks, die Dinger schleunigst zu entfernen, aber sie hatte nun einmal einen Narren an ihnen gefressen und weigerte sich.

Auch als meine beiden Schwestern mit ihren Männern zu Besuch kamen und sich kaum mehr halten konnten vor Lachen darüber, dass der größte Gegner der Deko-Zwerge nun selber welche hatte, ließ sie sich nicht erweichen.

Nur dem Zahn der Zeit war es zu verdanken, dass sie irgendwann dann doch aus unserem Garten verschwanden – die Witterung hatte dem Lack so zugesetzt, dass die Zwerge auch in Christines Augen unansehlich wurden.

Dann kam der Tag, an dem ich irgendeines anderen Anliegens wegen mit meinem Führungsgeist sprach. Wie er sagte, wäre es gut, das Haus, in dem wir lebten, energetisch zu stärken.

Und so ergab es sich, dass ich den Kontakt zu seinem Hüter aufnahm und mir die beiden Gartenzwerge erschienen.

Nachdem ich den ersten Schock überwunden hatte, erkundigte ich mich – weil es sich eben so gehört –, was denn ich als Bittsteller im Gegenzug für sie tun könne.

Und Sie werden es kaum glauben: Als Zeichen meiner Ehrerbietung sollte ich wieder ein Zwergenpaar bei uns im Garten aufstellen!

Ich war fassungslos und vollkommen schockiert. Das konnten sie doch nicht von mir verlangen! Ich versuchte mit ihnen zu verhandeln, ob es denn keine andere Möglichkeit gebe … Aber die beiden zeigten sich unerbittlich. Symbolisiert durch zwei Gartenzwerge wollten sie partout bei uns vor dem Haus vertreten sein.

In mir sträubte sich alles. Nach Jahren der Schmach hatte ich es endlich wieder geschafft, meinen Vorgarten als kitschfreie Zone zu gestalten – und nun das!

Die einzige Hoffnung, die mir blieb, setzte ich in meinen Führungsgeist. Mein Indianer würde doch bestimmt eine andere Lösung finden. Aber nein, er bestätigte das Verlangen der Hüter des Ortes sogar noch. Ich müsse, erklärte er mir, die Zwerge aufstellen, denn genau meine Abneigung gegen diese Figuren sei es, die die Geister unseres Hauses überhaupt zu ihrer Forderung veranlasst hätte. Ich solle mich mit diesen Dingen auseinandersetzen und sie öffentlich im Garten präsentieren – von jedermann sichtbar.

Allmählich begann ich zu verstehen. Die Gartenzwerge, wie wir sie heute kennen, sind tatsächlich ein Symbol: eine (wenn auch zumeist unbewusste) Erinnerung an und Rückbesinnung auf die geistigen Wesen, von denen die gesamte Natur beseelt wird. Auch unsere Volksmärchen und uralten Legenden erzählen von ihnen: von Elfen, Kobolden … und Zwergen. Und so ist es letztlich keine Geschmacksverirrung, wenn wir Gartenzwerge aufstellen (nicht nur jedenfalls), sondern im Gegenteil: eine Form des Respekts gegenüber den Geistwesen, der zumeist unbewusste Ausdruck unserer Verbundenheit mit ihnen. Dieses Bekenntnis zu ihnen schätzen die Naturwesen. Sie freuen sich über ihre vergegenständlichte Präsenz in unseren Gärten.

Nachdem ich das endlich begriffen hatte, erzählte ich Christine vom Wunsch unserer Hüter, und auch sie freute sich, als wir wieder zwei Gartenzwerge aufstellten – unmittelbar vor der Terrasse, für alle sichtbar.

Anschließend nahmen Christine und ich Kontakt zu unseren Führungsgeistern auf. Und wie sich herausstellte, waren die Hüter des Ortes nun bereit, uns bei der energetischen Stärkung des Hauses behilflich zu sein.

Sie empfahlen uns, an den Grenzen des Grundstücks jeweils einen großen Stein zu vergraben, den Fluchtlinien des Daches folgend, sodass eine pyramidenartige Form entstand. Die Steine sollten genau dort vergraben werden, wo die gedachte Verlängerung der Dachkanten den Boden berühren würde, bzw. dort wo die gedachte Verlängerung der Dachkante die Grundstücksgrenze schnitt. Bereits diese Maßnahme würde erheblich dazu beitragen, die Energie des Hauses zu verbessern, mit der Folge, dass wir uns darin auch wohler fühlen sollten.

Allgemein muss man sagen, dass leider die meisten Häuser heute viel zu wenig Kraft haben beziehungsweise auf uns ausstrahlen. Und dies hat Konsequenzen. Denn dass wir uns so oft gestresst fühlen, hat nicht nur mit zu hoher beruflicher und/oder familiärer Belastung zu tun, sondern resultiert auch daraus, dass unsere Wohnungen und Häuser nicht mehr die Oasen der Kraft sind, die sie eigentlich sein sollten.

Manchmal reichen schon Kleinigkeiten, um eine Wohnung energetisch zu entlasten und damit zu bewirken, dass sie ihrer Aufgabe besser gerecht werden kann. Wir erinnern uns: Alles, was von Menschenhand gemacht ist, enthält nicht nur den Spirit der einzelnen Bestandteile, aus denen es sich zusammensetzt, sondern auch die Energie derjenigen, die es hergestellt haben. Und so kommt es, dass keineswegs alle Möbelstücke oder Ziergegenstände, die wir uns hinstellen, geeignet sind, ein Haus oder eine Wohnung zu bereichern, im Gegenteil: Manche bewirken sogar die energetische Schwächung der Menschen, die sich regelmäßig darin aufhalten. Mitunter genügt es also schon, Ordnung zu schaffen und sich auch mal von dem einen oder anderen Gegenstand zu trennen, um zu erreichen, dass man in den eigenen vier Wänden wieder neue Kraft tanken kann.

Kraftorte und -plätze

In den Gesprächen mit den Hütern unseres Ortes erfuhren Christine und ich auch, was wir tun konnten, um unser Haus und den Garten zu Kraftplätzen zu gestalten. Meiner Frau wurde zum Beispiel nahegelegt, im Garten eine Kräuterspirale aus großen Flusssteinen zu errichten. (So eine Spirale ist nicht nur ökologisch empfehlenswert, sondern versorgt die einzelnen Pflanzen allein schon aufgrund ihrer Form mit besonders hoher Energie.) Auch dieser Tipp der geistigen Welt hat sich seither sehr bewährt!

Aber was versteht man eigentlich unter einem Kraftort beziehungsweise -platz?

Generell kann man sagen, dass sich derartige Stellen durch ein erhöhtes Energieaufkommen auszeichnen. Und das bedeutet nichts anderes, als dass der Spirit des Ortes dort in seiner vollen Kraft ist.

Wallfahrtsorte sind dafür ein gutes Beispiel. Bei ihnen handelte es sich ursprünglich bereits um einen auch spirituell herausragenden Kraftort – sonst wären sie gar nicht erst Ziel so vieler Pilger geworden –, doch mit jedem Gebet, das dort gesprochen wird, vermehrt sich die energetische Stärke und Strahlkraft des Ortes noch. Und auch sein geistiger Hüter erfährt dabei zusätzliche Kräftigung – ein Phänomen, das fast in allen Kulturen der Welt bekannt ist.

Immer mehr Menschen fühlen sich heute intuitiv zu den Kraftorten und -plätzen dieser Welt hingezogen. (Oder wer hätte früher damit gerechnet, dass sich beispielsweise der Jakobsweg einmal so großer Popularität erfreuen würde – und das beileibe nicht nur unter religiös Gebundenen.)

Die mehr oder weniger unbewusste Suche nach Orten, von denen besondere spirituelle Kraft ausgeht, hat zweifellos viel mit dem Leiden an der Zivilisation zu tun, das immer mehr Menschen empfinden. Ohne ihre Sehnsucht unbedingt in Worte fassen zu können, spüren sie doch, was ihnen wohltut. Und das ist auch gut so!

In der Natur finden wir auch heute noch viele Kraftorte, an denen die geistigen Hüter sehr präsent sein können, weil sie dort von den negativen, räuberischen Energien des menschlichen Profitstrebens weitgehend verschont sind.

Deshalb gehen wir so gern in der freien Natur spazieren – und halten intuitiv inne, sobald wir an einen jener »besonderen« Plätze gelangen.

Auch dieses Innehalten ist bereits eine Form des Respekts gegenüber den Geistern, die dort zu Hause sind und diesen speziellen Platz erst zu dem machen, was er ist.

Doch wir als Schamanen gehen natürlich noch einen Schritt weiter. Wie, das werden Sie im folgenden Praktikum sehen und lernen.

Orte reinigen und Kraftplätze erschaffen

Vorab: Der Einfachheit halber benutze ich im Folgenden die Wörter »Ort« oder »Platz« als Oberbegriffe für jede Art von Lebensraum, mithin ebenso für Bio wie für Soziotope, als da wären bestimmte landschaftliche Einheiten beziehungsweise Städte, Gemeinden, Häuser bis hin zu Wohnungen und Zimmern als kleinsten Entitäten. (Aber auch Gärten, Kinderspielplätze und dergleichen würden unter die Begriffe »Ort« oder »Platz« fallen.)

Orte reinigen

Die folgende Übung kann für sich allein stehen, aber auch als Vorbereitung für die Schaffung eines Kraftortes dienen.

Sie sollten sich ihr jedoch erst zuwenden, wenn Sie das Praktikum zum ersten Kapitel aus dem Effeff beherrschen und jederzeit in der Lage sind, Kontakt mit Ihrem Führungsgeist aufzunehmen.

Die Energie-Qualität eines Ortes hängt unter anderem auch von seiner Nutzung ab. Wohnräume und Büros zum Beispiel spiegeln alles, was sich darin abspielt, wider.

Der Hüter des Ortes nimmt jeden Gegenstand sowie jedes Gefühl, jeden Gedanken und jede Handlung wahr, die in seinem Zuständigkeitsbereich fallen. Nicht anders als wir Menschen. Auch auf uns wirken sich Räume aus. Unbewusst nehmen auch wir die Energien, die in einem Raum fließen (oder eben nicht!), die Seele eines Ortes, atmosphärisch wahr, empfinden sie etwa als harmonisch, beängstigend oder chaotisch.

Sinkt das Energielevel in einem Raum oder wirkt es sich beeinträchtigend auf die darin befindlichen Menschen aus, ist es höchste Zeit für eine Reinigung. (Dabei gilt die Faustregel: lieber einmal mehr als einmal zu wenig. Warten Sie also nicht, bis die Atmosphäre darin unerträglich wird, sondern handeln Sie lieber sofort.)

Diagnose

Nehmen Sie Verbindung zu Ihrem Führungsgeist auf, der Sie bei der weiteren Arbeit schützen und unterstützen wird.

Als Nächstes verschaffen Sie sich einen Gesamtüberblick. Visualisieren Sie den Ort, den Sie renigen möchten, und achten Sie dabei auf alle Informationen, Eingebungen und Visionen, die der Führungsgeist Ihnen zukommen lässt.

Konzentrieren Sie sich auf die Energie, die Sie wahrnehmen, und lassen Sie sich ein Bild zeigen, aus dem hervorgeht, wo genau die Energie verschmutzt oder unzureichend ist. Das Bild, das Sie erhalten, wird unseren irdischen Erfahrungen ähneln. Schmutz zum Beispiel wird sich Ihrem inneren Auge in aller Regel als dunkle, gräulich-braune bis schwarze Substanz präsentieren.

Bitten Sie Ihren Führungsgeist, er möge Ihnen einen Kontakt zum Hüter des Ortes herstellen. (Dabei achten Sie weiterhin auf Ihre Visionen und enthalten sich jeglicher Erwartung. Seien Sie vollkommen neutral.)

Lassen Sie die physischen Formen des Ortes mehr und mehr vor sich verschwimmen. Auf diese Weise entsteht vor Ihrem geistigen Auge allmählich eine neue, schemenhafte Form beziehungsweise Gestalt, vielleicht auch nur ein Gesicht. Das ist der Hüter des Ortes. Ist der Schemen noch allzu verschwommen, bitten Sie den Hüter, sich deutlicher zu zeigen.

An einem energetisch erheblich ausgelaugten oder schwachen Ort zeigt sich meistens auch sein Hüter wenig kraftvoll. Ja, es kann sogar sein, dass Sie ihn – trotz Rücksprache mit Ihrem Führungsgeist – überhaupt nicht wahrnehmen. Das liegt dann daran, dass er sich völlig von diesem Ort zurückgezogen hat.

Behalten Sie die enge Verbindung mit Ihrem Führungsgeist die ganze Zeit über bei, überlassen Sie ihm die Kommunikation mit dem Hüter des Ortes und folgen Sie den Anweisungen, die Sie von ihm erhalten.

Vergessen Sie nicht, ihn bereits jetzt zu fragen, was genau Sie zur Reinigung des Ortes tun können (ihn zum Beispiel putzen, ausräuchern oder einen Duft versprühen.)

Nachdem Sie sich einen Gesamtüberblick verschafft haben, können Sie in die Details gehen.

Das Ergebnis wird eine präzise Anleitung für ein Reinigungsritual sein, das genau auf diesen Ort abgestimmt ist.

Auch aufgrund von Dämonen oder leidenden Geistern (unerlöste Verstorbene, frühere Verbrecher, Verbrechensopfer, Kriegstote) kann die Energie eines Ortes ungut oder gar schädlich werden.

Sollten Sie einen solchen Geist wahrnehmen, begleiten Sie ihn mithilfe Ihres Führungsgeistes an den Ort im Jenseits, an den er gehört. (Details dazu erfahren Sie von Ihrem Führungsgeist sowie im fünften und achten Kapitel dieses Buches.)

Handeln Sie nie eigenmächtig! Lassen Sie sich immer und unter allen Umständen von Ihrem Führungsgeist leiten, der eventuelle Gefahren weit besser abschätzen kann als Sie.

Notieren Sie sich die Hinweise, die Sie erhalten haben.

Reinigung

Legen Sie Trommel und Rassel bereit (eventuell auch noch andere Ritualgegenstände, siehe sechstes Kapitel) und verbinden Sie sich mit Ihrem Führungsgeist.

Führen Sie das Reinigungsritual getreu den Anweisungen, die Sie erhalten haben, durch. Sollten Sie währenddessen weitere Hinweise bekommen, befolgen Sie auch diese. Lassen Sie sich ganz von Ihrem Führungsgeist leiten. Wenn Sie das Gefühl haben, trommeln zu müssen, trommeln Sie. Wenn Sie das Gefühl haben, rasseln zu müssen, rasseln Sie, wenn Sie das Gefühl haben, singen zu müssen, singen Sie.

Geben Sie die Kontrolle über Ihren Körper ein Stück weit an Ihren Führungsgeist ab und folgen Sie auch den Bewegungsimpulsen, die er Ihnen eingibt. Bleiben Sie dabei ganz locker. Achten Sie während des ganzen Rituals darauf, dass die Verbindung zu Ihrem Führungsgeist nicht abreißt. Sollte das doch einmal der Fall sein, halten Sie kurz inne und stellen den Kontakt erneut her.

Beenden Sie die Verbindung, sobald der Reinigungsprozess abgeschlossen ist.

Erschaffung eines Kraftortes

Sobald Sie den Ort gereinigt haben, können Sie ihm neue Energie zuführen. Und das geht so:

Nehmen Sie erneut Verbindung zu Ihrem Führungsgeist auf. Visualisieren Sie den Ort und bitten Sie Ihren Führungsgeist um Visionen, wie Sie die Energie dort erhöhen können. Achten Sie im Folgenden auf alle Ideen, die Ihnen zur Verbesserung des Or-

tes in den Sinn kommen – es sind wichtige Anhaltspunkte etwa in punkto Raumaufteilung, Farbgestaltung oder Dekoration.
Wichtig sind diesem Zusammenhang auch die vier Elemente, Erde, Wasser, Luft und Feuer und das Verhältnis, in dem sie am jeweiligen Ort zueinander stehen. Vielleicht erhalten Sie auch Hinweise darauf, wie Sie sie in ein harmonisches Gleichgewicht bringen können.

Im nächsten Schritt bitten Sie Ihren Führungsgeist, er möge Ihnen einen Kontakt zum Hüter des Ortes herstellen. In den Visionen, die Sie erhalten, wird er sich Ihnen zeigen.
Sollte das nicht der Fall sein, weil sich der Hüter vollkommen von diesem Ort zurückgezogen hat, bitten Sie Ihren Führungsgeist, ob er behilflich sein mag, einen neuen zu suchen. Erkundigen Sie sich, was Sie dazu beitragen können.
Fragen Sie dann, ob er bereit ist, den Ort zu beseelen.

Führen Sie das Ritual zur Beseelung des Ortes durch den zuvor gefundenen Hüter durch. Bitten Sie ihn, dass er auf den Ort achtet und für ihn da ist. Fragen Sie den Spirit, was er braucht, damit er den Ort nicht bald wieder verlässt. Fragen Sie den neuen Hüter, was alles passieren soll.

Sollte der Hüter des Ortes nur geschwächt sein, fragen Sie ihn, was er sich wünscht – was Sie zu seiner Stärkung tun können. Zum Beispiel lieben auch Ortshüter Opfergaben. Achten Sie also auf diesbezügliche Eingebungen und beenden Sie dann die Verbindung in Dankbarkeit.

Den Hüter des Ortes stärken

Jetzt kommen Ihre Ritualgegenstände und alles andere ins Spiel, was Sie zur Kräftigung des Orts-Hüters brauchen.

Verbinden Sie sich mit Ihrem Führungsgeist und führen Sie das Kräftigungsritual anweisungsgetreu durch.

Gehen Sie auch allen zusätzlichen Hinweisen nach, die Sie von Ihrem Führungsgeist eventuell erhalten. Lassen Sie sich ganz von ihm leiten.

Damit ist das Ritual beendet und der Ort zu einem Kraftplatz geworden.

Bedanken Sie sich abschließend zunächst beim Hüter des Ortes und dann bei Ihrem Führungsgeist. Lösen Sie die Verbindung.

Ritual zur Stärkung Ihrer selbst

Bereiten Sie sich vor.

Nehmen Sie Verbindung zu ihrem Führungsgeist auf. Bitten Sie ihn, er möge Ihnen, wie oben beschrieben, einen Kontakt zu Ihrem Geburtsberg oder zum Hüter des Ortes herstellen.

Diesen dürfen Sie daraufhin um einen Stein für Ihren Altar bitten.

In Visionen lassen Sie sich zeigen, wo Sie ihn finden werden.

Im Gegenzug fragen Sie Ihren Geburtsberg beziehungsweise den Hüter des Ortes, was Sie für ihn tun können. Vielleicht wünscht er sich bestimmte Opfergaben oder ein kleines Ritual. Achten Sie auf alle Details.

Anschließend bedanken Sie sich und beenden die Verbindung.

Im nächsten Schritt bereiten Sie sich den Anweisungen gemäß, die Sie von Ihrem Geburtsberges oder des Hüters des Ortes erhalten haben, auf die Suche nach dem Stein für Ihren Altar vor.

Begeben Sie sich an den Ort, den Sie in Ihren Visionen gesehen haben. Führen Sie das Ritual durch, um das Sie gebeten wurden.

Lassen Sie sich von »Ihrem« Stein anziehen.

Sollten Sie sich nicht ganz sicher sein, ob er auch der Richtige ist, folgen Sie Ihrer Intuition. Der Spirit führt Sie, auch wenn Sie nicht unmittelbar in Verbindung mit ihm stehen. Schließlich haben Sie es so mit ihm vereinbart.

Bedanken Sie sich und nehmen Sie den Stein mit nach Hause, um ihn dort auf Ihren Altar zu legen.

Vier

Grüne Helfer mit heilenden Fähigkeiten

Neben den persönlichen Führungsgeistern und den Hütern des Ortes zählen Pflanzen – die eigentlichen Herrscher unserer Erde – zu den wichtigsten spirituellen Helfern des Schamanen.

Ein Spirit wohnt in allen Pflanzen, so unterschiedlich sie im Hinblick auf Form, Funktion und Lebensweise auch sein mögen.

Viele sind scheinbar einfach »da«, um uns mit ihrer Schönheit zu betören, andere dienen uns oder den Tieren als Nahrungsmittel, wieder andere nutzen wir zur Heilung bestimmter Krankheiten. Es gibt aber natürlich auch Pflanzen, vor denen wir uns hüten sollten, weil sie uns nicht bekommen oder ihr Verzehr gar tödliche Folgen hat. Doch auch das ist Teil der Vielfalt der Schöpfung.

Die Schamanen dieser Welt wissen seit jeher um die besondere Kraft der Pflanzen und gehen daher respektvoll und achtsam mit ihnen um. Nie sehen sie in einer Heilpflanze etwa nur den »Wirkstoff«, den sie enthält, wie es in der heutigen Pharmakologie meistens der Fall ist. Vielmehr ist ihnen bewusst, dass jede Pflanze mehr ist als die Summe ihrer materiellen Bestandteile. Sie ist Körper, Geist und Seele zugleich, eben das, was wir Spirit nennen. Und mit diesem Spirit kommunzieren und arbeiten die Schamanen partnerschaftlich zusammen, wenn es beispielsweise darum geht, die Heilung eines Kranken zu unterstützen.

Dieser vertraute, letztlich auf Gleichberechtigung beruhende Umgang, ihre intuitive Kommunikation mit den Pflanzen ist es übrigens auch, der diejenigen Menschen auszeichnet, denen man einen grünen Daumen nachsagt. Unsere chlorophyllhaltigen Mitbewohner danken es ihnen mit gedeihlicher Entwicklung, üppigem Wachstum und reicher Blütenpracht.

Gestatten: Meister Ayahuasca

An dieser Stelle möchte ich dringend davon abraten, ohne Anleitung eines erfahrenen nativen Schamanen außerhalb des Amazonasgebietes mit Ayahuasca zu experimentieren. In einigen Ländern, z.B. in Deutschland, ist der Gebrauch von Ayahuasca zu Recht sogar strafbar. Es bedarf dazu unbedingt der Anleitung eines erfahrenen Ayahuasa-Schamanen dazu, mit diesem Spirit zu arbeiten. Und die gibt es in Europa nicht, egal, was sich auch im Internet tummeln mag! Wahrscheinlich würde ein Durchschnittseuropäer die harte Schulung im Dschungel gar nicht überleben. Ich persönlich halte mich da ganz an die Empfehlung meines Lehrers Don José. Als ich ihn einmal fragte, ob er mir denn nicht eine kleine Menge zum Lernen mit nach Hause geben würde, antwortete er mir: »Der Ayahuasca ist eine Pflanze, die im Dschungel wächst und deshalb sollte sie auch nur im Dschungel Verwendung finden. Nicht einmal ich selbst verwende im Hochland von Peru den Ayahuasca.« Als ich ihn dann darauf ansprach, dass es sehr wohl Schamanen gäbe, die den Ayahuasca aus Peru nach Europa mitbringen, antwortete er nur kurz angebunden: »Mit so einer Praxis bin ich nicht einverstanden. Ich befürchte, dass diese Schamanen mehr den Spirit des Dollars oder Euros ehren, als den Spirit des Ayahuasca.«

Wie die schamanische Kommunikation mit einer Pflanze ablaufen kann, habe ich zum ersten Mal miterlebt, als ich im peruanischen Dschungel an einer Ayahuasca-Zeremonie teilnahm. (Sie erinnern sich: Über eine andere Erfahrung mit diesem Spirit habe ich im Eingangskapitel bereits berichtet.) Bei dieser Gelegenheit ergab sich für mich auch die Möglichkeit, mit dem Schamanen zu sprechen, der die Zeremonie durchführte.

Mit dem Begriff Ayahuasca bezeichnen wir sowohl eine bestimmte Lianenart als auch eine durch Abkochen aufbereitete Mischung, die abgesehen von dem namensgebenden Hauptbestandteil auch andere pflanzliche Zutaten enthält. Aufgrund seiner psychedelischen Wirkung zählt man den Ayahuasca auch zu den Entheogenen (altgriechisch en = in, theos = Gott, genesthai = bewirken), die der rituellen und religiösen Verwendung dienen.

Schamanisch ausgedrückt tritt der Pflanzenspirit in den Körper ein und löst innere Prozesse aus, die der Heilung dienen. Der Ayahuasca ist aber kein Medikament, das »für« oder »gegen« etwas verabreicht wird, sondern eine Meisterpflanze. Ihr Spirit erkennt, was sich in der Seele des Menschen abspielt, der sie eingenommen hat, und reinigt ihn von allen verdrängten Gefühlen, von seinen Ängsten und den schlechten Spirits, die ihn krank gemacht haben. Als Meisterpflanze wird der Ayahuasca von den Schamanen also verehrt, weil er ein Seelenheiler ist. Modern gesagt: Er versteht sich ganz hervorragend auf die psychosomatische Medizin.

Über die Zusammenhänge zwischen einer gesunden Psyche/Seele und einem gesunden Körper wussten auch unsere abendländischen Vorfahren bereits Bescheid. Heute allerdings neigen wir bedauerlicherweise dazu, die Bedeutung des Satzes

»Mens sana in corpore sano« etwas anders zu gewichten, indem wir uns meines Erachtens allzu sehr auf das Stählen des physischen Leibes konzentrieren, ihn im Fitnessstudio bis zum Anschlag quälen und notfalls auch mit Chemie vollpumpen – auf Kosten der Seele. Aber wenigstens gibt es den, wenn auch immer noch minoritären, Zweig der psychosomatischen Medizin, die dem schamanischen Verständnis schon etwas näherkommt.

Vor Beginn der Ayahusca-Zeremonie fragte ich den Schamanen, der sie leitete, woher er denn wisse, wo er die Pflanze zu suchen habe und wann sie reif sei.

»Ich selbst weiß das gar nicht«, antwortete er zu meinem Erstaunen. »Das sagt mir der Spirit des Ayahuascas.«

»Wie macht er das denn?«, hakte ich nach.

»Nun, ich benutze ihn ja zur Heilung oder im Rahmen irgendeines Rituals, wie du weißt. Wenn ich ihn nach meinem traditionellen Rezept gekocht und zu mir genommen habe, stehen wir in einer direkten Verbindung zueinander, der Spirit des Ayahuascas und ich. Er teilt mir dann in Visionen mit, wo genau im Dschungel ich Nachschub finde. Diesen Ort merke ich mir. In den folgenden Tagen schlage ich dann die Richtung ein, die mir genannt wurde. In aller Regel werde ich auf diese Weise fündig. Und der Reifegrad der Liane, von der mir der Spirit des Ayahuascas erzählt hat, ist dann auch gerade richtig. Ich schneide sie mit dem Buschmesser ab und nehme sie mit nach Hause. So habe ich immer genügend Vorräte.«

»Aber haben die Lianen denn keine Angst vor dem Sterben? Ich meine, du tötest sie doch, wenn du ihnen mit dem Messer zu Leibe rückst …«

Da lachte der Schamane erst einmal nur und sagte dann:

»Aber nein, ich töte sie doch nicht! Das würde ich gar nicht können – denn der große Spirit des Ayahuascas verkörpert sich in allen Lianen, im ganzen Dschungel Amazoniens ist er präsent. Und du weißt doch: Der Spirit kann überhaupt nicht sterben. Das Einzige, was er tut, ist, dem Schamanen für dessen Zwecke ein Stück von seinem Körper zur Verfügung zu stellen. Außerdem: Stirbst du etwa, wenn dir jemand ein paar Haare abschneidet?«

»Nein, natürlich nicht.«

»Eben. Und genauso ist es mit der Liane. Solange wir Menschen dem Dschungel immer nur ganz wenige Pflanzen entnehmen und sie uns nach Möglichkeit vorher auch von den Spirits selbst zeigen lassen, bleibt der große Geist vollkommen unversehrt.«

Unwillkürlich musste ich über das Verhalten der heutigen Welt gegenüber dem Pflanzenreich nachdenken. Über unseren Raubbau an den natürlichen Ressourcen. Die Abholzung der Regenwälder … Wie viele Pflanzenoder auch Tierarten wir bereits ausgerottet haben … Würden doch auch wir uns endlich wieder auf den respektvollen Umgang mit der Natur zurückbesinnen, den die indigenen Schamanen pflegen! Aber wenn nicht bald etwas Entscheidendes geschieht, wird dies wohl ein frommer Wunsch bleiben, fürchte ich.

Während der Zeremonie abends fragte ich den Spirit des Ayahuascas nach der Wirkung der anderen Pflanzen, die in dem Gebräu enthalten waren, das wir zu uns genommen hatten.

Dies seien seine Assistenten, erklärte er mir. Wir arbeiten eng zusammen, als Team, wie ihr sagen würdet. Die Aufgabe eines der Assistenten bestehe darin, schlechte Energien zu entfernen, während ein anderer ihn, den Ayahuasca, dabei unterstütze, dem Menschen, der den Trunk konsumiert habe, lehrreiche Visionen zukommen zu lassen. Wichtig sei nämlich, dass der Betreffende die Heilung, die ihm durch die Zeremonie zuteilwürde, auch in seinem Alltagsleben begreife und umsetzen könne.

Was mir der Spirit da mitteilte, war für mich zu der Zeit noch vollkommen neu – ich hatte mir noch nie Gedanken über die Zusammensetzung von Naturarzneien gemacht. Doch auch ganz abgesehen von dieser konkreten Information begriff ich in dem Moment etwas über das Verhältnis der Schamanen zum Pflanzenreich: Wir Menschen, die wir gern heilend wirken würden, sind gut beraten, wenn wir die Spirits der Pflanzen zu unseren Lehrmeistern machen – so wie die Schamanen des Amazonasgebites den Spirit des Ayahuasca. Wenn wir getragen von Aufgeschlossenheit und freundschaftlichem Vertrauen mit ihnen zusammenarbeiten, werden sie uns ihre Unterstützung nicht versagen.

Prinzipiell sind alle Pflanzen dem Menschen gegenüber wohlwollend und hilfsbereit. Wie in der Schöpfung vorgesehen, lassen sie uns gern am Segen ihrer Kraft teilhaben. Doch auch ihre Seele hat Bedürfnisse; deshalb lieben sie es, wenn sie um Hilfe gebeten werden und wir sie nicht rücksichtlos ausbeuten. So gesehen ist es kein Wunder, dass die Pflanzen, die wir hierzulande in den Supermärkten finden, nachdem sie volle Kanne mit der chemischen Keule traktiert und brutal abgeerntet wurden, längst nicht mehr so nahrhaft und gesund sind wie früher. Es verhält sich ganz ähnlich wie mit den Hütern des Ortes, über die wir im vorhergehenden Kapitel gesprochen haben: Auch aus den Pflanzen zieht sich der Spirit zurück, wenn wir sie nicht ehren und pfleglich behandeln.

Aus der Biophotonenforschung weiß man schon seit gut zwanzig Jahren, dass natürlich gewachsene Pflanzen wesentlich mehr Lichtstrahlen aussenden und über bedeutend mehr Kraft verfügen als Zuchtpflanzen, die chemisch gedüngt werden und auf ausgelaugten Böden wachsen.

Und machen wir uns mal nichts vor: Nicht die Menge an pflanzlichen Nahrungsmitteln ist es, die dem Menschen wohltut, sondern ihre energetische Qualität.

Das Veilchen

Sarah, Teilnehmerin eines meiner Workshops, berichtete mir kürzlich voller Freude, dass es ihr gelungen sei, einen Veilchenstock, der bei ihr zu Hause vor dem Fenster stand, dadurch vor dem Absterben zu retten, dass sie sich intensiv mit ihm beschäftigt und ihm gut zugeredet hatte:

»Ich bin zirka zehn Minuten vor dem Veilchen gesessen, habe es mir bequem gemacht und mich entspannt, damit ich mich völlig unbeeinflusst auf die Energie der Pflanze einstellen konnte. Zwischendurch habe ich immer mal wieder die Augen geöffnet, um mir das Veilchen anzusehen. Und tatsächlich, nach einiger Zeit konnte ich seine Aura wahrnehmen. Sie war zwar nur noch sehr schwach, aber immerhin. Dann stimmte ich mich auf das Veilchen ein, und es zeigte sich mir ein ganz kleines Wesen, das sehr traurig war. Es stehe, sagte es mir, nicht am richtigen Ort, und bat mich, es vor ein anderes Fenster zu stellen. An seinem bisherigen Platz hatte das kleine Blumenwesen einen sehr großen, übermächtigen Pflanzenstock neben sich stehen, mit dem es sich überhaupt nicht vertrug, weil es von seiner Energie geradezu erdrückt wurde.«

So habe sie das noch nie gesehen, bekannte Sarah, immer noch staunend. »Ich wäre niemals auf die Idee gekommen, dass sich die beiden Pflanzen nicht mögen könnten. Platz wäre im Grunde für beide genug gewesen, aber der größere Stock habe sich allem Anschein nach nicht gut auf das Veilchen ausgewirkt. Also platzierte ich es entsprechend um und erkundigte mich, was ich sonst noch für es tun könne. Wasser und deine Liebe, antwortete es, das reicht dann schon.«

Weiter erzählte Sarah: »Ich liebe Pflanzen und Veilchen mag ich besonders. Vor allem die schönen Blüten haben es mir angetan. Und der Duft erst! Ich liebe den Duft! Und irgendwie ist es mir wohl gelungen, dieses Gefühl der Liebe an die Pflanze weiterzugeben.

Nachdem ich sie vor das andere Fenster gestellt hatte, dauerte es gar nicht mehr lange, bis sie neue Blätter bekam. Die alten, die mit den braunen Rändern, vertrockneten gänzlich und fielen ab, sodass neue nachwachsen konnten. Aus dem vertrockneten Veilchen wurde wieder ein prachtvoller Stock. Und das Schönste:

Irgendwann blühte es auch wieder und verströmte diesen wunderbaren Duft! Beim Gießen und überhaupt jedes Mal, wenn ich in seine Nähe komme, freue ich mich darüber und emmpfinde dieses intensive Gefühl von Liebe für das Veilchen. Und offensichtlich dankt es mir das.« Alles, was Sarah gesagt hatte, konnte ich nur bestätigen: »Ja, genau so ist es mit den Pflanzen: Sie geben zurück, was sie von uns empfangen. Und das gilt für alle: für die, von denen wir uns ernähren, aber auch für Blütenoder Heilpflanzen. Wenn wir sie mit einem Gefühl der Zuneigung und Liebe pflegen, geben sie uns genau das, was wir uns von ihnen wünschen.«

Auf den simpelsten Nenner gebracht: Die Spirits der Pflanzen mögen uns, wenn wir sie mögen.

Heiliger Tabak

Bei allem, was ihnen gemein ist, spiegelt sich in den Spirits der Pflanzen aber auch ihre Unterschiedlichkeit im Hinblick auf äußeres Erscheinungsbild und Wirkungsweise. Auch sind nach schamanischem Verständnis nicht alle gleich mächtig. Zu den in vielen Kulturen besonders hoch geschätzten und verehrten gehört der Tabak.

Bei einer heiligen Pfeife berichtete mir mein Lehrer, der indianische Heiler Elk Heart, einmal von einer Legende, die in seinem Volk gern erzählt wurde. Sie rankt sich darum, wie der Tabak dereinst zu den Menschen gekommen ist, und geht so: Ein Indianer befand sich einmal draußen in der Prärie, als er eine Pflanze mit großen Blättern und schönen Blüten fand, die er noch nie gesehen hatte. Neugierig betrachtete er sie. Er roch an ihren Blüten und an den Blättern. Um auch ihren Geschmack kennenzulernen, nahm er ein winziges Stückchen davon in den Mund und kaute eine Weile darauf herum.

Plötzlich hatte er eine Vision. Ihm erschien ein Geist in menschlicher Gestalt und sagte:

Ich bin ein mächtiger Heiler und komme zu dir, weil ich möchte, dass du mich zu den Menschen bringst. Lehre sie, mit mir zusammenzuarbeiten, und ich werde sie heilen. Ihr könnt mich auf allerlei verschiedene Art verwenden. Mich etwa kauen oder über die Nase aufnehmen. Dann bin ich in euch und heile euch. Ihr könnt meine Blätter aber auch trocknen und anzünden. Der daraus entstehende Rauch wird euch umgeben wie ein schützender Mantel. Auf diese Weise halte ich die bösen Geister von euch fern, sodass sie nicht in euch eindringen und Besitz von euch ergreifen können. Außerdem dürft ihr dem Rauch, der in den Himmel steigt, Botschaften und Wünsche mit auf den Weg geben. Ich leite sie dann an meine Kollegen weiter, die anderen Spirits. In Scharen werden sie kommen, um euch zu helfen und beizustehen. Nur eine Bedingung stelle ich: Ihr dürft mir den Respekt nicht verweigern. Dann werde ich ein Segen für die Menschheit sein. Anderenfalls, wenn ihr mich missachtet und missbraucht, dann töte ich euch.

Mit diesen Worten endete die Vision, die der Indianer in der Prärie hatte. Respektvoll pflückte er die Blätter von der Pflanze und nahm sie mit in sein Dorf. So kam der Tabak zu den Menschen.

Ich glaube, ich brauche nicht eigens darauf hinzuweisen, wie sein Spirit bei uns heute behandelt wird. Die Raucher klemmen sich eine Zigarette nach der anderen zwischen die Lippen, saugen den Geist des Tabaks achtlos in sich hinein – und der Rest sind Steuereinnahmen und Gesundheitsstatistiken.

Im Norden Perus durfte ich einmal an einer Heilzeremonie teilnehmen, die von einem Schamanen namens Don Victor durchgeführt wurde. Er wohnt in einem Dorf an der Pazifikküste und genießt einen erstklassigen Ruf als Heiler und Berater in allen Lebenslagen.

An dem Abend, an dem ich Don Victor nach Einbruch der Dunkelheit aufsuchte, weil ich neugierig war, wie er arbeitete, fühlte ich mich nicht besonders wohl, irgendwie war ich nervös und unruhig, wusste aber nicht genau, was es damit auf sich hatte.

Die Zeremonie fand unter dem Sternenhimmel im Hof von Don Victors Wohnhaus statt. Auf dem dort errichteten Altar lagen viele Dinge, Ritualgegenstände, die ich in dem schwachen Licht aber kaum erkennen konnte. Einige längliche Stäbe ragten am Rand des Altars in die Höhe.

Mir wurde ein Holzstab in die Hand gedrückt und ein Assistent des Schamanen, der etwas Englisch sprach, teilte mir mit, ich solle diesen Stab in den Händen halten und mir einfach vorstellen, dass er alle negativen Energien in die Erde ableitete. Während Don Victor an seinem Altar hantierte und leise murmelnd die Spirits herbeirief, ließ ich mein Leben gedanklich an mir vorüberziehen und alles, was meine Aura in Aufruhr gebracht hatte, über den Holzstab in die Erde fließen. Nach einer Weile gab uns Don Victor eine Tasse Tee zu trinken, von dem wir erfuhren, dass er aus dem San-Pedro-Kaktus hergestellt worden sei, der sich ähnlich wie der Ayahuasca durch eine psychoaktive Wirkung auszeichne (auch von ihm habe ich in einem früheren Kapitel bereits gesprochen). Sein Geschmack war grauenerregend. Aber Don Victor ließ uns wissen, dass der Tee helfen würde, die Energien in der Aura zu heilen.

Meine Gedanken flossen ziellos dahin. Weiterhin ließ ich alle mit Erinnerungen verbundenen unguten Gefühle, die hochkamen, über den Stab (von dem noch zu sprechen sein wird) in den Boden abfließen. Der Tee allerdings schien noch keine Wirkung zu entfalten.

Im weiteren Verlauf der Heilzeremonie reichte mir Don Victors Assistent eine kleine Muschel, die er mit einer, soweit ich das in der Dunkelheit erkennen konnte, braunen Flüssigkeit füllte, die ich mit der Nase aufsaugen sollte wie bei einer Spülung etwa mit Salzwasser. Das tat im ersten Moment weh, dann brannte es ordentlich. Schließlich wurde die Muschel ein zweites Mal gefüllt und diesmal sollte ich die Flüssigkeit – in Wasser angesetzter Tabak, wie ich später erfuhr – eine Weile in der Nase behalten. Es war eine große Erleichterung, als ich sie endlich wieder ausschnäuzen durfte.

Die Tabakflüssigkeit, informierte man uns, würde sich reinigend auf unsere Gedankenwelt auswirken. Aber zunächst einmal ließ glücklicherweise das Brennen in der Nase bald nach. Und im Kopf stellte sich eine Art Summen oder Kribbeln ein, schwer zu beschreiben. Zwischendurch musste ich mich immer wieder schnäuzen, dabei hatte ich das Gefühl, es reinige meine Nasenhöhlen. Und mir war auch so, als würden sich meine Gedanken mit jedem Schnäuzen mehr klären. All die unangenehmen Erinnerungen, die mir vorher durch den Kopf gegangen waren und die ich über den Stab in die Erde abgeleitet hatte, traten mehr und mehr in den Hintergrund, als hätte der Tabak sie vertrieben.

In den folgenden Tagen fühlte ich mich irgendwie klarer bei Verstand. So ein Vorher-Nachher-Vergleich ist natürlich immer etwas schwierig, wenn es um die eigene Person geht, trotzdem war es mir so, als hätte mich der Tabak tatsächlich mental gereinigt. Oder der Kaktus. Oder … (Fortsetzung folgt auf Seite 177)

Die Verbindung mit der Pflanzenkraft

Wann immer wir eine Pflanze oder Teile davon in irgendeiner Form zu uns nehmen, verbinden wir uns mit ihrem Spirit. Wenn es etwa Kartoffeln, Erbsen und Möhren zum Essen gibt, verleiben wir uns nicht nur deren physischen Nährwert ein, sondern auch die darin befindliche spirituelle Energie. Wer Bauchschmerzen hat und sich einen Tee aufbrüht, lädt damit den Geist der darin enthaltenen Pflanzen ein, den Spirit seiner Beschwerden zu vertreiben. (Ja, in den schamanischen Kulturen gelten auch Erkrankungen als Spirits, Näheres erfahren Sie im Kapitel über die Aurachirurgie.) Heilende Umschläge wirken ebenfalls nicht nur auf der materiellen Ebene (etwa dadurch, dass sie dem Körper an der entzündeten Stelle überschüssige Wärme entziehen), sondern zugleich über die Aura des Patienten.

Mit dem Geist bestimmter Pflanzen verbinden wir uns besonders gern, indem wir ihren Duft einatmen und ihn genießen. Ähnlich intensiv wirkt sich auch Räucherwerk aus. Der wohlriechende Rauch beeinflusst nicht nur die Stimmung, sondern dient auch der Reinigung und Vertreibung unerwünschter Geister – vor allem in der schamanischen Heilanwendung.

In den genannten Beispielen für die Einverleibung von Pflanzenbestandteilen – Essen, Tees, Umschläge, Düfte – spielen immer beide Aspekte eine Rolle: die materiellen und die feinstofflich-spirituellen. Nur am Rande möchte ich in diesem Zusammenhang erwähnen, dass es mit der Homöopathie in unserer westlichen Kultur eine bedeutende Strömung der Medizin gibt, deren Wirksamkeit schon lange erwiesen ist (wenngleich sie von der naturwissenschaftlichen Orthodoxie noch immer nicht anerkannt wird) – und die bekanntlich mit Verdünnungen arbeitet, in denen gar keine materiellen Bestandteile der pflanzlichen (oder auch tierischen beziehungsweise mineralischen) Inhaltsstoffe mehr nachweisbar sind – je höher die Verdünnung, desto wirkungsvoller!

Der Beginn einer wunderbaren Freundschaft

Im Zuge meiner Recherchen ist mir immer wieder aufgefallen, dass sich die indigenen Schamen erst lange intensiv mit den Pflanzen befassen, bevor sie anfangen, heilend mit deren Spirits zu arbeiten.

Auch Don José in Peru erzählte mir, dass er sich sein beeindruckendes Wissen über die ältesten Verbündeten des Menschen bereits in ganz jungen Jahren angeeignet hatte, als er bei einem alten Schamanen in die Lehre ging, der ihn mit den Pflanzen vertraut machte und ihm zeigte, wie sich eine enge Freundschaft mit den grünen Mitbewohnern unseres Planeten anbahnen lässt.

Eines Tages nahm ihn der alte Schamane auf eine Wanderung mit und sagte: »Heute werde ich dich ein paar Pflanzen vorstellen.«

Nachdem sie zwei Stunden lang schweigend im Hochland unterwegs waren und José schon allmählich ungeduldig wurde, zeigte ihm sein Lehrer eine Pflanze. »Koste ein Stückchen davon«, forderte er ihn auf.

José gehorchte.

Im Weitergehen kündigte ihm der alte Schamane an, dass im Laufe der folgenden halben Stunde ein Reinigungsprozess einsetzen würde.

Und tatsächlich: Schon bald machten sich bei José erste Blähungen bemerkbar. Kurz darauf musste er dringend in die Büsche.

Sein Lehrer lachte nur und und meinte: »Das wird nicht das letzte Mal sein. Die Pflanze schafft Ordnung und sorgt für vollkommene Entleerung.«

Wie wahr – José konnte sich von nun an alle zehn Minuten davon überzeugen. Und es behagte ihm gar nicht.

So vergingen zwei qualvolle Stunden, in denen sie ihre Wanderung fortsetzten und José sich wegen heftigem Durchfalls alle paar Minuten fortstahl, obwohl sein Darm im Grunde längst leer war. Dann deutete der alte Schamane auf eine andere Pflanze und sagte: »Nimm jetzt hiervon ein kleines Stückchen zu dir.«

José hätte nur zu gern darauf verzichtet, denn alles in ihm sträubte sich. Doch der Lehrer, wusste er, stellte auch das Vertrauen des Schülers auf die Probe. Also zupfte er ein Blättchen von der Pflanze ab, steckte es in den Mund und machte sich auf das Schlimmste gefasst.

Josés Befürchtungen blieben dem alten Schamanen nicht verborgen. »Keine Sorge«, beruhigte er ihn, »in fünf Minuten wird dein Reinigungsprozess zum Abschluss gekommen sein, dann ist alles wieder in Ordnung. Komm, gehen wir zurück.« Und wirklich hörte Josés Stuhldrang nach wenigen Minuten auf. Die zweite Pflanze hatte prompte Wirkung gezeitigt. Und damit war auch Josés Eingangslektion in angewandter Pflanzenheilkunde abgeschlossen.

Auf dem Rückweg erklärte ihm der alte Schamane: »Manchmal müssen wir einen Reinigungsprozess in die Wege leiten, dann wieder besteht die Aufgabe darin, einem Durchfall Einhalt zu gebieten. Für beides ist ein Kraut gewachsen, wie du heute selbst erlebt hast.« An dieser Stelle kicherte der Lehrer unziemlich, wie José meinte, als er mir davon erzählte.

»In den nächsten drei Monaten«, fuhr der Lehrer fort, »wirst du dich ausschließlich mit den beiden Pflanzen beschäftigen, die ich dir auf unserer heutigen Wanderung gezeigt habe. Arbeite mit ihnen, nimm sie in die Hand, riech an ihnen, befass dich mit allen ihren Bestandteilen und mach dich auf jede denkbare Art mit ihnen vertraut. Mach sie dir zu Freunden. Nimm sie ganz in dich auf. Konzentrier dich auf ihre Kraft.« Um bestmöglichen Kontakt mit der reinen Energie der Pflanze zu ermöglichen, sollte José zwischendurch immer wieder ein paar Tage lang fasten, um alle anderen Nahrungs-Energien auszuschalten.

Nach dem ersten Vierteljahr zeigte der alte Schamane José noch viele weitere Pflanzen und führte ihn in deren Wirkweise ein. Um sie genau kennzulernen, nahm sich der Schüler für jede einzelne drei Monate Zeit – und verzichtete zwischendurch wiederholt auf jegliche Nahrung.

Damit sich der Kontakt festigen konnte, suchte José gelegentlich den Ort auf, an dem die jeweilige Pflanze wuchs, und meditierte dort; ein andermal nahm er eine mit ins Bett, damit ihm ihr Geist im Traum erschien. Er sprach mit den Pflanzen oder kaute auf Geheiß seines Lehrmeisters stundenlang auf einer herum, um sich über die Mundschleimhaut intensiv mit ihr zu verbinden. Andere Pflanzen (keineswegs ausschließlich die wohlriechenden) galt es zu räuchern und ihr Aroma zu inhalieren.

Mir gegenüber sagte José: »Nachdem ich drei Monate auf diese Weise mit einer Pflanze gearbeitet hatte, wusste ich so viel über sie, wie ich an keiner Universität der Welt hätte lernen können. Ihr Spirit brachte mir alles bei, was ich erfahren musste, um heilend mit ihr arbeiten zu können.«

Vielen mag es allzu zeitaufwändig erscheinen, sich so intensiv auf eine Pflanze einzulassen. Aber es lohnt sich, darf ich Ihnen sagen. Der Aufbau einer engen Freundschaft verlangt schließlich immer etwas Zeit sowie Engagement. Und warum sollte das mit Pflanzen anders sein als bei Menschen?

Macht euren Mist doch selber!

Früher, in der Zeit, die wir so gern und nicht völlig grundlos als die »gute alte« bezeichnen, war alles noch ganz einfach. Kräuterkundige – und damals wussten noch viel mehr Menschen Wichtiges über die Pflanzen als heute – mussten nur in die Wälder und auf die Wiesen gehen, um ihre Naturapotheke mit allem Notwendigen füllen zu können.

Mittlerweile stellt sich die Situation anders dar, insbesondere in den Städten. Einerseits ist es dort generell weniger natürlich, andererseits gibt es viele Heilpflanzen sogar zu kaufen. Aber Vorsicht: In beiden Fällen können wir heutzutage nicht mehr unbedingt davon ausgehen, dass wir dem reinen Spirit begegnen. Denn Pflanzen sind extrem empfindlich gegenüber Umwelteinflüssen. Und das bleibt nicht ohne Folgen. Wie alles, was über Energie verfügt beziehungsweise Information enthält, sind auch Pflanzen »Sender« und »Empfänger« zugleich. Und wenn etwa der Dünger, die sogenannten Schutzmittel oder gar das Wasser, das sie aufnehmen, verunreinigt und/oder schädlich sind, werden sie davon nicht unbeeinflusst bleiben. Was sich wiederum negativ auf ihre nährende beziehungsweise heilende Kraft auswirkt.

Um die äußeren Umstände, unter denen die Pflanzen wachsen, mit denen wir leben und arbeiten, bestmöglich steuern zu können, ist es daher erstrebenswert, sie selbst anzupflanzen, im eigenen Kräuterund Gemüsegarten. Dafür spricht – abgesehen von den naheliegenden Gründen – vor allem, dass wir die Pflanzen auf diese Weise auch mit den wichtigsten Informationen über uns versorgen können.

Was ich damit meine?

Zu den Nährstoffen, welche nicht im Wildwuchs lebende Pflanzen aufnehmen, gehörte früher immer auch die Gülle – flüssige Exkremente menschlicher und/oder tierischer Herkunft –, mit der sie gedüngt wurden. Und diese beinhaltete nicht nur Kot und Urin, sondern stellte vor allem eine wichtige Informationsquelle für die Pflanzen dar. So »wusste« etwa das Getreide, das eine Bauernfamilie anbaute, stets ganz genau, welche Vitamine oder Spurenelemente und dergleichen »seine« Leute brauchten und womit sie eventuell überversorgt waren.

Diese Informationen verschwinden heute in aller Regel mit Betätigung der Klospülung in der Kanalisation – auf Nimmerwiedersehen für unsere Nahrungs- und Heilpflanzen (es sei denn, wir lassen Urin- und Stuhlproben im Labor untersuchen, um unseren aktuellen Gesundheitszustand abzuchecken).

Wenn Sie also wollen, dass Ihnen die grünen Detektive Ihres Wohlbefindens genau die Energie geben, die Sie gerade brauchen, richten Sie sich einen Garten ein und düngen mit der eigenen Gülle, einer Mischung aus Urin und Kot.

Und auch wenn es vielleicht gewöhnungsbedürftig ist: Auf diese Weise sichern Sie sich eine kraftvolle Ernte – individuell auf Ihre Bedürfnisse zugeschnittene vitale Lebensmittel, vollkommen natürlich.

Eine andere und für unsere heutigen zivilisatorischen Begriffe vielleicht akzeptablere Möglichkeit besteht darin, das Gießwasser, das wir Saatgut und Setzlingen zukommen lassen, mit Speichel zu versetzen. Auch damit geben wir unseren Steckbrief als Info an die Pflanzen weiter, und das gleich von Anfang an. Beim Aussprießen sollte dieser Vorgang wiederholt werden. Und auch für den weiteren Verlauf des Gartensjahres empfehlen sich Geduld und immer mal wieder etwas Spucke (sowie, wenn es Ihnen gelingt, über Ihren Schatten zu springen, zusätzlich dann und wann etwas Urin und/oder Kot im Gießwasser).

Ein Heilgärtchen anlegen

Wer schamanisch mit Heilpflanzen arbeiten möchte und über die entsprechende Voraussetzung verfügt, tut also gut daran, wenigstens einige davon im eigenen Garten anzupflanzen. Für den Anfang reichen in der Regel zehn bis zwanzig regional typische Arten.

Das Wichtigste zuerst: Wer Heilpflanzen (aber letzten Endes auch Obst oder Gemüse) anbauen möchte, sollte zuvor unbedingt mit dem übergeordneten Geistwesen Kontakt aufnehmen und es um Erlaubnis bitten. In der geistigen Welt des mittleren Universums wird nämlich großer Wert auf die Einhaltung der Hierarchien gelegt.

Die den Pflanzengeistern übergeordnetete Wesenheit ist der jeweilige Hüter des Ortes, der darüber wacht, dass in seinem Einflussbereich alles seine Ordnung hat.

Hat er Ihrem künftigen Engagement prinzipiell grünes Licht gegeben, gestalten Sie den Teil des Gartens, der den Heilpflanzen als Heimat dienen soll, zu einem Kraftplatz (siehe das vorherige Kapitel).

Welchen Heilpflanzen Sie im Einzelnen Raum bieten wollen, hängt ganz von Ihren persönlichen Bedürfnissen ab, aber natürlich auch von dem Wissensund Erfahrungsschatz, den Sie bereits erworben haben, was Wirkung und Gegenanzeigen betrifft. Deshalb möchte ich hier beispielhaft nur vier Pflanzen erwähnen, auf die Christine und ich in unserem Garten nicht verzichten wollen.

Da wäre zunächst ein probates Heil- und Hausmittel gegen stressbedingte Beschwerden: das bewährte Johanniskraut, das auch unter dem Namen Herrgottsblut bekannt ist. Sollten Sie sich darüber hinaus auch noch für den Baldrian entscheiden, der von alters her als Beruhigungsmittel dient, haben Sie damit schon zwei bedeutende Freunde an Ihrer Seite, die Sie – etwa als Tee zubereitet – dabei unterstützen, den zivilisationsbedingten Belastungen unserer Zeit standzuhalten.

Der Salbei, die dritte Pflanze, die ich nennen möchte, ist ebenfalls zum Verzehr geeignet. Wir lieben sie als wohlschmeckendes, verdauungsförderndes Küchenkraut, doch das ist nur ein kleiner Teil der Aufgaben, die die über tausend Arten der Gattung Salvia gern für uns erfüllen. Das Wort Salvia kommt übrigens vom lateinischen salvare = heilen, und der Salbei trägt diesen Namen völlig zu Recht, nicht zuletzt aufgrund seiner entzündungshemmenden, antibakteriellen Wirkung. Diese Qualität entfaltet er aber nicht nur bei innerer Anwendung, sondern auch als reinigende Kraft beim Räuchern, wenn sein großmächtiger Spirit die Geister der Krankheitserreger aus der Raumluft vertreibt.

Ein wahrer Tausendsassa ist auch der Knoblauch, der selbst aus dem einfachsten Gericht noch eine wahre Köstlichkeit macht – ich sage nur: Spaghetti aglio olio, Pasta mit Olivenöl und Knoblauch. Doch damit lange nicht genug. Die heilsame Wirkung dieses Lauchgewächses – antibakteriell, antiviral, blutdruckund cholesterinsenkend, um nur einige Beispiele zu nennen – ist legendär (und wird heute sogar von der Schulmedizin anerkannt). Nicht von ungefähr wurde der Knoblauch in der Vergangenheit auch als magische Pflanze bezeichnet und verehrt – in Südeuropa werden zum Schutz vor bösen Geistern auch heute noch Knoblauchzöpfe an die Haustüren gehängt. Am besonderen Ruf der Heilpflanze des Jahres 1989 dürften allerdings auch die äußerst speziellen Ausdünstungen nach ihrem Verzehr nicht ganz unschuldig sein – kein Wunder, dass sie jeden Vampir in die Flucht schlägt.

Aber Spaß beiseite. Der Geist des Knoblauchs, der fast überall auf der Welt verbreitet ist, gehört zu den durchsetzungsfähigsten Pflanzenspirits überhaupt. Wer ihn sich auf dem Wege der Nahrungsaufnahme einverleibt, verbündet sich mit ihm und darf darauf vertrauen, gut beschützt zu sein – vor Krankheitserregern und anderen bösen Geistern.

Pflanzengeister und Stadtschamanen

Wie ich eingangs erklärt habe, wäre es wünschenswert, Heilpflanzen im eigenen Garten zu halten. Aber natürlich ist mir bewusst, dass nicht jeder über dieses Privileg verfügt.

Glücklicherweise lässt sich die Zusammenarbeit mit den Pflanzengeistern jedoch auch in der Wohnung realisieren. Bleiben wir noch einen Moment beim Knoblauch als Beispiel: Um noch direkter mit seinem Spirit zu treten, als dies beim Verzehr der Fall ist, können Sie auch auf dem Balkon oder sogar im Blumentopf auf der Fensterbank eine Pflanze ziehen. Dafür brauchen Sie im Grunde nur eine Knoblauchzehe mit guter Erde zu bedecken und gießen. Was die weitere Pflege betrifft – fragen Sie den Spirit des Knoblauchs nach seinen Bedürfnissen, so wie es Sarah mit ihrem Veilchen getan hat. Er wird Ihnen gern behilflich sein.

Bis Sie sich auf diese Weise eine ordentliche Portion Zaziki zubereiten können, wird es eine Weile dauern (und vielleicht kaufen Sie sich in der Zwischenzeit doch lieber frischen Knoblauch im Bio-Laden), die Kommunikation mit dem Spirit aber kann sofort beginnen, allerspätestens sobald die Pflanze begonnen hat auszukeimen. Es geht in erster Linie darum, dass Sie eine Pflanze für die Kommunikation als Ansprechpartner haben. Über die einzelne Pflanze sind Sie mit dem großen Pflanzengeist verbunden.

Auch mit anderen Heilpflanzen können Sie so verfahren, zum Beispiel mit Pfefferminze oder dem bereits gerühmten Salbei.

Aber wollen wir doch ehrlich sein: Auch und gerade Pflanzen(geister) haben ihre Bedürfnisse. Und es gelingt uns nicht immer, sie zu befriedigen, selbst bei bestem Willen und schönster Kooperationsbereitschaft nicht. Manche unserer grünen Freunde leben nun einmal nicht gern in Wohnungen, vielleicht weil sie ihre Freiheit vorziehen. Aber auch das ist kein Grund zu verzagen.

Machen Sie einen Ausflug in die Natur, suchen Sie Wälder, Wiesen oder Felder auf, gehen Sie überall hin, wo die Pflanzen ursprünglich zu Hause sind. Und nehmen Sie dort den Kontakt zu ihren Spirits auf. Es ist ein Freundschaftsbesuch – denn das ist es doch, worum sich die ganze schamanische Arbeit dreht: um den Aufbau und die Pflege von Freundschaft mit den Geistern der Natur.

All das ist auch für Stadtschamanen praktikabel.

Eine andere Möglichkeit, den Spirit der Pflanzen zu ehren, besteht darin, sie zu segnen, bevor wir sie verzehren oder uns einen Tee daraus bereiten. (Die Segnung von Pflanzen ist übrigens nicht nur in schamanischen Kulturen bekannt, sondern auch in der westlichen. Denken wir nur an das christliche Erntedankfest.)

Aber Tee, werden Sie vielleicht einwenden, ist doch Trockenware, wie kann da noch ein Spirit drin sein?

Flapsig könnte man darauf mit einer Gegenfrage antworten: Sie glauben doch wohl selbst nicht, dass sich der Geist einer Pflanze durch ein längeres Sonnenbad vertreiben ließe?

Aber es stimmt: Auch (etwa zum Zwecke der Teezubereitung) getrocknete Pflanzen verfügen über einen Spirit. Und deshalb sind wir gut beraten, sie ebenfalls zu segnen. Denn die Energie der Dankbarkeit und Zuneigung, die wir ihnen dadurch zukommen lassen, fließt auch über den getrockneten Körper der Pflanze in den Spirit ein.

Unsere Freunde, die Bäume

Eine besondere Stellung unter den Pflanzen nehmen die Bäume ein, jene mächtigen Wesenheiten, kraftvollen Spirits, die seit jeher zu den tatkräftigsten Verbündeten der Schamanen zählen.

Was Bäume allein auf der materiellen Ebene für uns und die Balance der Natur tun, ist viel zu viel, um es einzeln aufzuzählen – aber das ist wohl auch kaum nötig, wir alle wissen Bäume zu schätzen und mögen uns eine Welt ohne sie nicht einmal vorstellen.

Als Schamanen aber interessiert uns natürlich vorrangig der spirituelle Aspekt, der Wunsch, die Geister der Bäume als Freunde zu gewinnen.

Eine besonders enge Beziehung kann sich zu den Bäumen ergeben, die auf dem eigenen Grundstück wachsen – einfach dadurch, dass wir uns intensiv um sie kümmern und nicht erst einen Spaziergang oder gar eine Wanderung unternehmen müssen, um ihnen nahe sein zu können. Dem menschlichen Bedürfnis nach Bequemlichkeit kommt das sehr entgegen. Aber auf eigenem Boden mit einem Baum zusammenzuleben hat natürlich auch noch andere Vorteile: etwa die Blütenpracht, mit der er uns im Frühling das Herz erwärmt, ohne dass wir das Haus verlassen müssen – von reicher Obsternte ganz zu schweigen. (Um diese noch gesundheitsförderlicher zu gestalten, empfiehlt es sich, gerade auch Bäume, deren Früchte wir essen, via hausgemachtem Dünger, Urin, Kot oder notfalls Speichel mit Informationen über uns zu versorgen, wie ich es weiter oben beschrieben habe.)

Der Kirschbaum in unserem Garten

Er stand schon lange dort. Aber er bereitete uns Sorgen. Seine Äste machten einen kränklichen Eindruck, im Frühling blühte er zwar, aber keineswegs so üppig, wie man es von einem Kirschbaum eigentlich erwartet hätte. Und aus den ohnehin schon wenigen Blüten entwickelten sich im Sommer noch viel weniger Früchte – eine Handvoll höchstens, und an denen taten sich die Vögel gütlich. Nicht dass wir ihnen das missgönnt hätten … aber auch Christine und ich hätten uns über ein paar Kirschen zum Eigenverzehr gefreut.

Wir hatten sogar schon überlegt, ob wir den Baum nicht fällen sollten, konnten uns aber letztlich doch nicht dazu durchringen.

Vor ein paar Jahren dann feierten wir mit zahlreichen Freunden und Verwandten Silvester bei uns im Garten. Wir hatten ein schönes Lagerfeuer, es gab reichlich zu essen und zu trinken, die Stimmung war ausgezeichnet.

Ehrlich gesagt hatten wahrscheinlich alle einen mehr oder weniger großen Schwips, mich eingeschlossen. Und wie es die Sektlaune so wollte, fiel mir plötzlich unser kränkelndes Kirschbäumchen ein. Jedenfalls ging ich zu ihm, umfasste seinen Stamm, lehnte mich mit der Stirn an die Rinde und sagte mit alkoholumflorten Ernst in der Stimme: »Diesen Sommer geben wir dir noch eine Chance. Aber wenn du dann nicht genügend Früchte trägst, ist es um dich geschehen, dann wirst du gefällt und damit basta!« Vielleicht hab ich dem Bäumchen sogar noch mit dem Finger gedroht, ich weiß nicht mehr so genau. Es war eben Silvester.

Vor dem Zubettgehen in den frühen Morgenstunden sagte Christine noch: »Na, mal gespannt, ob sich der Baum deine Warnung zu Herzen nimmt …« Dann vergaßen wir die ganze Angelegenheit.

Doch im Frühjahr konnten wir es kaum glauben: Der Kirschbaum blühte so üppig, wie er es noch nie getan hatte, in all den Jahren unseres Zusammenlebens nicht. Es kam einem kleinen Wunder gleich …

… das durch die Ernte, die uns der Baum im Sommer dankenswerterweise schenkte, sogar noch getoppt wurde! Es war nicht zu fassen: Uns und den Vögeln bescherte dieses kränkelnde Bäumchen so viele Früchte, dass wir uns alle daran sattessen konnten.

Staunend sagte Christine: »Er scheint deine Drohung tatsächlich ernst genommen zu haben …«

Im Herbst ließen wir nach Rücksprache mit dem Geist des Kirschbaumes einen Gärtner kommen, der seine kränkelnden Äste beschnitt. Seither blüht das Bäumchen in jedem Frühjahr schöner, als man es sich vorstellen kann, und versorgt uns im

Sommer mit einer überreichen Ernte wunderbarer, schmackhafter Früchte.

Ob der Geist des Kirschbaumes nun meine im Silvestertaumel ausgesprochene Warnung wirklich ernst genommen hatte – oder ob er sich eher an der Freude labte, die uns erfüllte, als wir ihn erstmals in voller Blütenpracht sahen – wer könnte das schon sagen, aber im Grunde spielt es auch keine Rolle: So oder so sind wir ihm in Dankbarkeit, demütigem Staunen und Freundschaft verbunden.

Mein Hautarzt – ein Baum

Bäume sind großartige Ärzte.

Wir wissen um die gesundheitsfördernde Wirkung, die viele von ihnen haben, sei es, dass sie uns (über ihre Früchte) mit lebensnotwendigen Vitaminen und Spurenelementen versorgen, sei es, dass uns ihre Blätter oder auch die Rinde zur Bereitung von natürlichen Arzneitees dienen. Was aber nicht jeder weiß: Auch der Baum als solcher kann ein bedeutender Heiler sein.

Und glauben Sie mir, ich hab da so meine Erfahrungen: Vor einigen Jahren litt ich unter einem lästig juckenden, nässenden Ekzem an den Händen. Sie waren ungesund gerötet und schälten sich.

Nach einer kurzen Untersuchung verordnete mir der Hautarzt eine Cortisonsalbe. »Damit geht das im Handumdrehen weg«, sagte er.

»Und was ist«, fragte ich, »wenn ich die Salbe absetze?«

»Na, unter diesen Umständen kann es natürlich schon sein, dass das Ekzem erneut auftritt. Aber machen Sie sich keine Sorgen, fangen Sie erst einmal mit der Behandlung an, dann haben Sie sofort Ruhe. Versprochen!«

Und so kam es denn auch. Die Salbe wirkte, das Ekzem ging

zurück und schien schließlich ganz verschwunden zu sein. Also setzte ich die Salbe ab – wie erwartet röteten sich meine Hände bald wieder und die ganze Leier mit Nässen und Schälen und Jucken begann von vorn.

Das war natürlich keine Lösung, ich hatte nicht die geringste Lust, mich ständig mit Cortison einzukremen, zumal ich um seine unguten Nebenwirkungen bei längerer Anwendung wusste.

Eines Tages suchte ich einen meiner Kraftplätze auf. Er befindet sich in einem Waldstück wenige Kilometer von meinem Wohnort entfernt. Ich setzte mich auf den Boden, um zu meditieren. Und ich weiß gar nicht, wie es genau dazu kam, jedenfalls befand ich mich mit einem Mal im Gespräch mit einem der Bäume, die in meinem Sichtfeld standen.

Irgendwann lenkte er das Thema unserer Zwiesprache auf das Ekzem an meinen Händen. Und er klärte mich in einer Weise über seine Ursache auf, wie ich es mir von meinem Hautarzt gewünscht hätte.

Bei dieser Erkrankung handele es sich, teilte er mir mit, um eine Abwehrreaktion auf den Stress, unter dem ich stehe. Ich verstand sofort, was der Geist des Baumes mir damit sagen wollte. Ich hatte zu der Zeit nämlich ständig unschöne Auseinandersetzungen mit meiner geschiedenen Frau, die mich vor allem deshalb sehr belasteten, weil es dabei unter anderem auch um unsere beiden Töchter ging.

Aber wie jeder gute Arzt hatte der Baum nicht nur die richtige Diagnose, er kannte auch eine Therapie gegen meine Bechwerden:

Komm zu mir, ganz nah, forderte er mich auf, *ich werde dir helfen, deinen Stress loszulassen*. Ich stand auf, ging auf ihn zu und umarmte ihn, wie ich es auch früher schon öfter mit Bäumen getan hatte.

Die Wirkung ließ nicht lange auf sich warten. Der ganze Stress schien von mir abzufallen, genauer gesagt, von dem Baum aufgesogen zu werden, und machte spürbarer Gelassenheit Platz. Schon nach wenigen Minuten fühlte ich mich um Vieles leichter und gelöster.

Die Hände hatte ich derweil immer noch um den Baum gelegt. Und plötzlich war mir, als würde er mir zuflüstern:

Komm, reib dir die Hände an meiner Rinde ab. Und sei dabei nicht zimperlich, rubbel ordentlich, richtig kraftvoll! Ohne zu überlegen ging ich dieser Eingebung nach. Und Sie können sich gar nicht vorstellen, wie wohl es mir tat! Als das Jucken nachließ, das war eine Erleichterung, sage ich Ihnen …

Ich hatte dermaßen kräftig gerubbelt, dass sich die oberen, ekzematischen Schichten der Haut meiner Handinnenflächen lösten und an der Rinde haften blieben.

Plötzlich drang wieder die Stimme des Baumgeistes an mein inneres Ohr: *Das genügt! Ich werde nun beginnen, dich mit heilender Energie zu versorgen. Und sobald die Fasern deiner Haut, die jetzt an meiner Rinde haften, vollkommen verwittert sind, wird das Ekzem an deinen Händen verschwunden sein.*

Natürlich schöpfte ich sofort Hoffnung, ganz aber, muss ich zugeben, traute ich der ganzen Sache dann doch nicht. Ich hatte zwar schon verschiedentlich gehört, dass es möglich sein sollte, in seltsamen Ritualen Krankheiten auf Bäume zu übertragen und dadurch zu gesunden, dass es aber so leicht und ohne großen Aufwand gehen sollte, überstieg mein Vorstellungsvermögen doch ganz erheblich.

Während sich mein Verstand noch weigerte, die Möglichkeit einer Heilung auf diesem Wege auch nur in Betracht zu ziehen, wollte mein Herz dem Geist des Baumes doch unbedingt vertrauen. Ich verabschiedete mich und brachte ihm zum Zeichen meiner Dankbarkeit ein kleines Opfer dar, indem ich auf den Boden ganz in seiner Nähe eine Prise Tabak rieseln ließ.

In der darauf folgenden Zeit wurden die Beschwerden, die ich an den Händen hatte, schier unerträglich. Heute weiß ich, dass es sich dabei um das bekannte Phänomen der homöopathischen Erstverschlimmerung handelte, damals aber schien es mir nur geeignet, die Vorbehalte meines Verstandes zu bestätigen. Trotzdem zwang ich mich, an meiner Hoffnung festzuhalten, und griff nicht wieder zur Cortisonsalbe, auch wenn die Versuchung mitunter wirklich groß war. Aber tief in meinem Inneren hörte ich eine Stimme, die mir zuflüsterte: Halt durch, du wirst es nicht bereuen.

Also schloss ich eine Art Deal mit mir selbst ab: Wenn das Ekzem nach einer Woche nicht abgeklungen sein sollte, würde ich wieder bei der Chemie Zuflucht suchen, damit dieses schreckliche Jucken und Nässen und Schälen endlich aufhörte – wenn auch nur vorübergehend.

Und tatsächlich, nach weiteren fünf, sechs Tagen wurde es allmählich besser, bis die Beschwerden schließlich ganz abgeklungen waren. Der Baum hatte sein Versprechen gehalten.

Voller Demut bedankte ich mich bei seinem Geist dafür, dass er mir das Ekzem abgenommen hatte. Und konnte es doch immer noch nicht ganz fassen. Sollte er mir tatsächlich eine Lektion von solcher Tragweite erteilt haben? Sollte es wirklich möglich sein, eine Hautkrankheit, wie ich sie gehabt hatte, auf unsere grünen Brüder zu übertragen?

In den folgenden Monaten kehrte erst einmal Ruhe ein – nicht nur, was das Ekzem betrifft, sondern auch sonst, vor allem im Verhältnis zu meiner Geschiedenen. Die Haut an meinen Handinnenflächen war schön glatt und wirkte vollkommen normal.

Doch der Frieden währte nicht ewiglich. Bald geriet ich wieder unter Stress und prompt stellten sich auch wieder verräterische Bläschen ein, offenbar die Vorboten eines Rezidivs. Na, das konnte ja heiter werden.

Diesmal ging es jedoch glimpflich ab, das Ekzem zog sich bald wieder zurück, ganz wie von selbst.

Heute, viele Jahre später, sind meine Hände gesund. Hin und wieder taucht einmal ein Bläschen in den Innenflächen auf – was ich sehr zu schätzen weiß, denn es ist ein Fingerzeig meines Heiler-Baumes, ein Alarmsignal: Vorsicht, Kurt, sagt es mir, du machst dir zu viel Stress, schalt mal einen Gang runter. Dann besinne ich mich, widme mich mit besonderer Achtsamkeit meinen Energieübungen und leite die Stressenergien ab. So ist das Ekzem glücklicherweise nie mehr aufgetreten, Baum sei Dank!

Eines möchte ich Ihnen in diesem Zusammenhang noch ans Herz legen: Man hört tatsächlich immer mal wieder von merkwürdigen Ritualen, in denen Bäume um Heilung ersucht werden und die angeblich aus der uralten Volksmedizin stammen. Doch Vorsicht, lassen Sie sich nicht von irgendwelchem obskuren Firlefanz beeindrucken. Nehmen Sie stattdessen immer selbst Kontakt mit dem Spirit des Baumes auf. Er wird Ihnen zeigen, was zu tun ist. Und Sie sollten seinen Anweisungen penibel Folge leisten, auch wenn Sie sie nicht verstehen. Möchte er etwa, wie in meinem Fall, dass Sie sich an seiner Rinde schubbern – dann tun Sie es.

Immer gut beraten

Getreu dem Motto »Nur einem sprechenden Menschen kann geholfen werden« suchen Schamanen schon von alters her den Austausch mit Bäumen und ziehen sie auch zu Rate, wenn es gilt, Heilung für andere zu bewirken.

Sie können es ihnen gleichtun. Freunden Sie sich mit einigen Bäumen an, sodass Sie immer ein mächtiges grünes Konsil an

Ihrer Seite wissen, das Sie unterstützt, wenn ein Klient um Ihre Hilfe bittet.

Nehmen Sie in einem solchen Fall Kontakt zum Geist eines der Bäume auf, erkundigen Sie sich bei ihm über den Kranken und bitten Sie ihn, Ihnen bei der Heilung behilflich zu sein. Er wird Ihnen seine Unterstützung nicht vorenthalten, es sei denn, eine höhere Instanz untersagt es ihm. In diesem Fall lässt er Sie wissen, dass er nicht zuständig ist.

Als Zeichen der Dankbarkeit für ihre Kooperationsbereitschaft bringen Sie den Baumspirits anschließend ein kleines Opfer dar: Wenn Sie es wie die Indianer Nordamerikas halten wollen, können Sie ein Tabakbündelchen in die Zweige hängen. Oder Sie verstreuen ein paar Krümel davon am Fuß des Baumes auf der Erde. Aber auch andere Gaben wie etwa Süßigkeiten oder Getreidekörner werden gern gesehen. Denn auf das Was kommt es den Spirits nicht an, nur auf das Wie – die Haltung des Schamanen, die von Anerkennung und Verbundenheit spricht.

Denn dies noch sollten Sie wissen: In der Welt des mittleren Universums beruht alles auf Austausch – gibst du mir, so geb ich dir. Und deshalb können Sie den Spirit des Baumes – wie auch jeder anderen Pflanze – immer gern fragen, was er selbst sich denn von Ihnen wünscht und was Sie für ihn tun können, um seine Energie zu stärken, denn dies zeugt von der richtigen Einstellung.

Kontakt mit Pflanzenspirits und Bäumen

Die Zusammenarbeit im eigenen Garten

Obwohl die Zusammenarbeit mit Pflanzenspirits grundsätzlich auch in der Wohnung funktioniert, ist eine Kontaktaufnahme im Freien gerade am Anfang vorzuziehen, sei es in der ungestalteten Natur, sei es im eigenen Garten.

Sollten Sie in der glücklichen Lage sein, ein Stück Land mehr oder weniger von Grund auf neu bepflanzen zu können, vergessen Sie bitte nicht, vorher den Hüter des Ortes anzurufen. Und halten Sie sich, was die Gestaltung des Gartens betrifft, strikt an seine Anweisungen.

Versorgen Sie die Pflanzen schon beim Säen oder Setzen mit Informationen über sich und Ihre Familie. (Verlässlich geht das, wie in diesem Kapitel ausführlich beschrieben, mit Speichel, Urin und Kot.)

Sollten in Ihrem Garten bereits Pflanzen leben, nehmen Sie zu jedem einzelnen ihrer Spirits Kontakt auf, indem Sie sich vorstellen und sich dann regelmäßig einige Minuten lang mit ihm unterhalten.

Fragen Sie die Pflanzen nach ihren Bedürfnissen, erkundigen Sie sich ganz genau, was sie brauchen, um sich optimal entfalten zu können.

Der Kontakt zu den Pflanzenspirits in der freien Natur

Bereiten Sie sich vor und bedenken Sie dabei auch, dass Pflanzengeister als Angehörige des mittleren Universums durchaus ihre eigene Agenda haben.

Verbinden Sie sich mit Ihrem Führungsgeist und lassen Sie sich von ihm leiten.

Betrachten Sie die Pflanze in ihrer Gesamtheit. Die Wahrnehmung funktioniert wie im ersten Kapitel im Zusammenhang mit von Menschenhand geschaffenen Gegenständen besprochen.

Bitten Sie nunmehr Ihren Führungsgeist darum, dass er den Kontakt mit dem Spirit der Pflanze für Sie herstellt.

Haben Sie keinerlei Erwartungen oder Vorurteile. Achten Sie jetzt und im Folgenden auf alle Visionen, die in Ihnen aufsteigen.

Lassen Sie die physische Form der Pflanze vor Ihrem geistigen Auge mehr und mehr verschwimmen. Allmählich wird sich daraus eine schemenhafte Gestalt ergeben, die menschenähnliche Züge haben oder auch wie die Elfen aussehen kann, die wir aus Märchen und Sagen kennen. Das ist der Spirit der Pflanze.

Sollte die Gestalt noch allzu vage sein, bitten Sie den Spirit, sich Ihnen deutlicher zu zeigen.

Dann können Sie mit der Kommunikation beginnen.

Erkundigen Sie sich: Fragen Sie den Pflanzengeist, wie es ihm geht und ob Sie irgendwas tun können, um sein Wohlbefinden zu steigern.

Anschließend bedanken Sie sich und beenden die Verbindung.

Unterhalten Sie sich im Laufe der nächsten Zeit regelmäßig mit der Pflanze, um sie immer besser kennenzulernen. Ihre Unterstützung wird sie Ihnen dann kaum mehr verwehren.

In der Wohnung

Mit Topfpflanzen können Sie prinzipiell genauso verfahren wie eben beschrieben.

Doch das Beste: Für die Zusammenarbeit mit ihrem Spirit ist es nicht unbedingt nötig, die Pflanze leibhaftig vor sich zu haben – was allerdings, wie ich betonen möchte, trotzdem immer vorzuziehen ist. Aber es kann ja sein, dass Sie sich zu einer bestimmten – vielleicht exotischen – Pflanze besonders hingezogen fühlen, der Sie ein Leben unter den bei uns herrschenden klimatischen Bedingungen nicht zumuten wollen, weil sie sonst eingehen würde.

In einem solchen Fall können Sie sich ein Bild der Pflanze besorgen und damit arbeiten. Das ist ein für unsere Zwecke durchaus tauglicher Ersatz. Allerdings sollten Sie dennoch versuchen, der Pflanze auch »in echt« nahe zu sein, etwa im Botanischen Garten. Oder auch in der Natur, wenn es sich um eine Gattung handelt, die zwar in unseren Breiten heimisch ist, sich aber nicht in der Wohnung halten lässt. Vielleicht gelingt es Ihnen zudem, ein Stückchen der Pflanze in physischer Form zu ergattern – womöglich ein getrocknetes Blatt, das zur Teezubereitung im Handel angeboten wird.

Ob Topfpflanze oder Stellvertreter – bitten Sie Ihren Führungsgeist um die Anbahnung eines Kontakts mit dem Spirit der Pflanze.

Lassen Sie ihre phyische Form mehr und mehr vor Ihrem geistigen Auge verschwimmen. Daraus entsteht langsam eine schemenhafte Gestalt – der Spirit der Pflanze, mit dem Sie kommunizieren können.

Nachdem Sie sich eine Weile mit ihm unterhalten haben, lösen Sie die Verbindung in Dankbarkeit.

Die Kraft der Pflanzen erhöhen

Übermitteln Sie der Pflanze Ihre aufrichtig empfundene Ehrerbietung, Dankbarkeit, Liebe und Zuneigung, indem Sie die Hände über sie halten und sich vorstellen, dass Ihre Gefühle in sie einfließen. Berühren brauchen Sie sie dabei nicht.

Auf diese Weise können Sie pflanzliche Produkte jeder Art segnen und energetisch aufladen, Lebensmittel etwa oder auch bereits fertige Heiltees. Dadurch, dass Sie sie anschließend zu sich nehmen, verbinden Sie sich mit dem Spirit der Pflanze.

Heilen mit einem Baumgeist

Methodisch unterscheidet sich die Zusammenarbeit mit dem Spirit eines Baumes prinzipiell nicht von der Kooperation mit anderen Pflanzenspirits.

Gehen Sie in den Wald und nehmen Sie dort Kontakt mit Ihrem Führungsgeist auf. Er wird Ihnen bei der Wahl des richtigen Baumes helfen.

Visualisieren Sie den Baum und achten Sie dabei auf alle Informationen und Visionen, die Sie von Ihrem Führungsgeist erhalten.

Verschaffen Sie sich sodann einen Überblick, indem Sie den Baum in seiner Gesamtheit betrachten. (Die Wahrnehmung funktioniert wie im ersten Kapitel im Zusammenhang mit von Menschenhand geschaffenen Gegenständen beschrieben.)

Bitten Sie Ihren Führungsgeist, er möge einen Kontakt mit dem Spirit des Baumes für Sie herstellen.

Lassen Sie dessen physische Form vor Ihrem geistigen Auge mehr und mehr verschwimmen. Daraus ergibt sich allmählich schemenhaft eine menschenähnliche Gestalt, die klein wie ein Zwerg oder groß wie ein Riese sein kann. Das ist der Spirit des Baumes.

Dann können Sie die Kommunikation aufnehmen. Eines ist dabei noch zu beachten: Anders als bei der Arbeit mit physisch kleineren Pflanzen ist es bei einem Baum wichtig, dass Sie während der gesamten Unterredung mit dessen Spirit die Verbindung zu Ihrem Führungsgeist aufrechterhalten. Lassen Sie sich in der Gesprächsführung von ihm leiten.

Erkundigen Sie sich nach Einzelheiten über den Zustand der Person, um die es Ihnen geht. Fragen Sie den Baumgeist, was er tun kann, um Sie bei deren Heilung zu unterstützen. Und bitten Sie ihn auch um ein »therapeutisches« Ritual.

Lösen Sie die Verbindung in Dankbarkeit und kehren Sie nach Hause zurück.

Dort bereiten Sie alles für das Ritual vor, das der Baumspirit Ihnen nahegelegt hat. (Opfergaben, die Sie ihm anschließend darbringen werden, nicht vergessen!)

Sollte der Baum ein Kleidungsstück Ihres Klienten erwarten, besorgen Sie es sich. Dies gilt auch für alles andere, was Ihnen der Geist des Baumes eventuell eingegeben hat, zum Beispiel Haare des Klienten, Finger- oder Zehennägel.

Kehren Sie zeitnah zu dem Baum zurück. Verbinden Sie sich mit Ihrem Führungsgeist und bitten Sie den Spirit des Baumes um Hilfe bei der Heilung.

Führen Sie das Ritual entsprechend den Anweisungen durch, die Sie erhalten. Hören Sie auch auf zusätzliche Hinweise, die Ihnen Ihr Führungsgeist gibt.

Nach Beendigung des Rituals bedanken Sie sich beim Spirit des Baumes und bringen ihm Ihr Opfer dar. Bedanken Sie sich auch bei Ihrem Führungsgeist. Dann lösen Sie die Verbindung.

Verlassen Sie den Ort unverzüglich und vertrauen Sie darauf, dass genau das Richtige geschehen wird.

Kehren Sie in nächster Zeit nicht zu diesem Baum zurück, es sei denn, Ihr Führungsgeist fordert Sie ausdrücklich dazu auf.

Fünf

Schattenthemen: die Energien, die uns belasten

Eine wesentliche Voraussetzung unserer Arbeit besteht darin, dass Schamanen in der Lage sein müssen, ungebetene Sprits, geistige Wesenheiten, die einen schlechten Einfluss auf Menschen ausüben, aus ihrer Aura zu entfernen und sie durch höher schwingende Energien (»gute Geister«) zu ersetzen. In diesem Kapitel wollen wir uns damit eingehend befassen.

Von guten und bösen Geistern

Die westliche Zivilisation ist ja, wie wir wissen, nicht gerade bekannt dafür, dass sie die Existenz der Spirits, die uns umgeben, freiwillig anerkennt.

Was aber die guten (und, wenngleich nicht in demselben Maße, auch die bösen) Geister betrifft, können wir eine interessante Ausnahme von dieser Regel beobachten:

Engel stehen bei uns derzeit sehr hoch im Kurs.

Die guten Geister, die aus den in unserem Kulturkreis verbreiteten Religionen bekannt sind, erfreuen sich schon seit einigen Jahren auch unter nicht konfessionell Gebundenen – oder besser vielleicht: *gerade* bei ihnen – großer Beliebtheit. Weniger gern zur Kenntnis genommen werden zwar ihre Gegenspieler, Satan, Teufel, Dämonen aller Art, aber immerhin, die intensive Beschäftigung mit den Engeln ist, was das Interesse an spirituellen Fragen angeht, schon einmal kein schlechtes Zeichen.

Viele Menschen, insbesondere Frauen, unterhalten heutzutage ein ausgesprochen inniges Verhältnis zu »ihren« Engeln. Sie beginnen und beenden ihren Tag mit ihnen, rufen sie an, um sie um Rat zu fragen, und vergessen auch nicht, sich bei ihnen zu bedanken, wenn ihnen irgendetwas Gutes im Leben widerfährt. Die Engel sind ihre besten Freunde, Begleiter, vertraute Gefährten.

Und das sind auch schon die wichtigsten Wesenzüge der Engel: Sie (be)schützen uns, meinen es rundum gut mit uns.

Und: Sie sind Träger von Botschaften der geistigen Welt. Dasselbe trifft übrigens – was nur die wenigsten wissen –

ursprünglich auch auf ihre Gegenspieler zu, die Dämonen. Auch sie galten jahrhundertelang als Mittler zwischen Gott und den Menschen, auch von ihnen hieß es, dass sie uns beschützen und wichtige Botschaften für uns haben.

Das änderte sich erst im Mittelalter. Die Polarität zwischen Engeln und Dämonen – hie gut, da böse – ist also noch gar nicht so alt, wie man vielleicht denken würde.

Auf diese unterstellte Gegensätzlichkeit der Geistwesen komme ich später in diesem Kapitel noch zurück.

Ich habe mich lange mit Engeln und Dämonen beschäftigt. Und natürlich wollte ich auch von den Schamanen der indigenen Kulturen, denen ich auf meinen Studienreisen begegnete, erfahren, was sie darüber zu erzählen hatten. Doch die meisten kannten diese Begriffe nur vom Hörensagen, weil wir im Westen sie eben benutzen.

Sie selbst nahmen nur eine Unterscheidung vor – die in gute und böse Geister. Doch das war bloß die halbe Wahrheit, wie ich von meinem spirituellen Lehrer Elk Heart erfuhr, der mir eines Tages eine Geschichte aus seinem Leben erzählte.

Kampfgeist und verwandte Spirits

Elk Heart maß bestimmt einen Meter fünfundneunzig; als ich ihn kennenlernte, war er muskulös und sportlich und hatte höchstens einen ganz leichten Bauchansatz.

Ich weiß gar nicht mehr, wie wir darauf kamen, jedenfalls erzählte er mir eines Tages, als junger Mann sei er eine Zeit lang mehr als ein Drittel schwerer gewesen, er habe über hundertfünfzig Kilo gewogen und sei außerordentlich fett und aufgeschwemmt gewesen. Ich konnte es mir kaum vorstellen, so fit, wie er auf mich wirkte.

»Ich bin dann zu unserem Medizinmann gegangen und habe ihn um Rat gefragt, weil mir das irgendwann einfach zu viel wurde«, berichtete er. »Und krank fühlte ich mich auch. Aber der Medizinmann meinte nur, er könne mir nicht helfen, das müsse ich schon selber tun.«

Nach dem, was er erzählte, muss er damals sehr enttäuscht gewesen sein.

»Ich bin dann in die Prärie hinaus gegangen und betete zu den Spirits, als ich einen Mann traf, der mir sagte, ich solle anfangen zu trainieren, dann würde ich wieder beweglicher und insgesamt gesünder werden, und abnehmen würde ich ganz nebenbei.

Welchen Sport er mir denn empfehle, fragte ich ihn.

Und er zögerte nicht lange mit einer Antwort. ›Kampfsport‹, sagte er nämlich.«

Mir kam das einigermaßen merkwürdig vor, ich versuchte es mir auszumalen: Elk Heart, wie er in der Prärie saß und betete und dann irgendeinen hergelaufenen Mann um Rat fragte … »Was war denn das für ein Typ?«, erkundigte ich mich.

»Kanntest du den schon von irgendwoher?«

Aus Elk Heart brach es heraus wie aus einem Lachsack, er konnte sich kaum mehr halten. Und es dauerte eine ganze Weile, bis er sich wieder so weit gesammelt hatte, dass ich verstand, was er sagen wollte: »Aber das war doch kein Mensch …« Er unterbrach sich mit einer weiteren Lachsalve.

»… das war doch der Spirit des Kampfes … der mir in einer Vision erschienen ist …« Allmählich fasste er sich wieder. Und als Reaktion auf meinen ungläubigen Blick fügte er hinzu: »Ihr könnt euch das immer noch nicht vorstellen, ihr Weißen, aber die Spirits sind genauso real wie du und ich, Kurt. Du brauchst sie nur um Hilfe zu bitten, und schon sind sie da. Aber was du aus der Botschaft machst, ist natürlich deine Sache …«

Was mir Elk Heart da auftischte, war für mich zur damaligen Zeit noch schwere Kost. Ich stand zwar schon mit einigen Spirits auf recht gutem Fuß, hatte Kontakt mit meinem Führungsgeist, dem Indianer, und kannte mein Krafttier. Irgendwie waren die mit etwas im weitesten Sinne Materiellem verbunden, was aber sollte es mit dem Spirit des Kampfes auf sich haben?

»Woran hast du ihn denn erkannt, diesen Kampfgeist?«, fragte ich deshalb nach.

»Ich wusste es einfach … er gab sich mir eben als solcher zu erkennen, wie soll ich das anders ausdrücken. Außerdem zeigte er mir, welche Art des Kampfsportes ich genau betreiben sollte. Und zwar war das nichts, was ich aus meiner indianischen Kultur gekannt hätte, sondern eindeutig etwas Asiatisches.

Also begab ich mich auf die Suche und fand schließlich eine Aikido-Schule, in der ich mich einschrieb. Ich trainierte mehrmals die Woche und konnte richtiggehend zusehen, wie ich fitter, beweglicher und gesünder wurde. Und Gewicht habe ich dabei natürlich auch verloren, insgesamt annähernd 50 Kilogramm.«

In der Folge dachte ich lange und intensiv über das nach, was mir Elk Heart da erzählt hatte. Es ließ mir einfach keine Ruhe. Als ich ihn das nächste Mal sah, sprach ich ihn daher noch einmal auf den Spirit des Kampfes an.

In diesem Zusammenhang erklärte er mir, dass es tatsächlich Geister gibt, viele sogar, die nichts Materielles an sich haben und es auch nie hatten, aber dennoch über Intelligenz verfügen und den Menschen zu Hilfe eilen, wenn wir sie rufen.

»Damals bin ich ja in die Prärie rausgegangen, weil ich nicht mehr weiterwusste. Der Medizinmann hatte mir nicht helfen können, also habe ich mich an die Spirits gewendet und sie um einen Ratschlag gebeten. Und in dem Moment ist mir genau der für diese Situation Richtige erschienen: der Kampf- Geist eben. Und er hatte auch genau die richtige Botschaft für mich, aber das habe ich dir ja beim letzten Mal alles schon erzählt«, sagte Elk Heart.

»Gut, in diesem Fall hat dir der Spirit des Kampfes etwas Friedliches empfohlen, diese asiatische Sportart. Aber eigentlich ist Kampf doch nicht unbedingt so harmlos, oder? Bedeutet ›Kampf‹ nicht im Grunde eher Aggression, Angriff, Attacke?« Ich hatte es immer noch nicht kapiert.

Geduldig fuhr Elk Heart mit seiner Erklärung fort: »Ja und nein«, sagte er. »Der Kampfgeist steht für beides, einerseits gibt er uns die Stärke und die Disziplin, um unsere Ziele zu erreichen, aber andererseits hast du natürlich auch recht: Früher, als die indianischen Stämme sich noch gegenseitig bekriegten, oder auch in den tätlichen Auseinandersetzungen mit den Eroberern, da haben meine Vorfahren vor jeder Schlacht immer den Spirit des Kampfes angerufen, weil sie sich durchsetzen und, ja, auch das … den Gegner niedermachen wollten.«

»Habe ich das jetzt richtig verstanden?«, vergewisserte ich mich. »Du willst damit also sagen, dass der Spirit des Kampfes als solcher weder das eine noch das andere ist, weder gut noch schlecht, weder friedlich noch aggressiv?«

»So ungefähr«, bestätigte Elk Heart. »Ein Sportler zum Beispiel würde es nie weit bringen, wenn er nicht auch über Kampfgeist verfügen würde. Und ohne könnte man wahrscheinlich nicht einmal erfolgreich die Schule absolvieren. Andererseits aber hat dieser Spirit natürlich auch bei jedem Gewaltverbrechen seine Hand mit im Spiel.«

»Das sind also sozusagen zwei Seiten einer Medaille?« Elk Heart nickte bestätigend.

Und ich fühlte mich mehr und mehr an jenes rätselhafte Phänomen erinnert, das die Grundlage der Quantenphysik bildet: die Dualität von Welle und Teilchen. Beim Licht zum Beispiel, womit ja alles angefangen hatte, die ganze Revolution der klassischen Physik. Die Erkenntnis, dass es keine Objektivität gibt, dass das Licht »selbst entscheidet, als was es sich zeigt« (Walter Häge). Je nachdem, wie man es beobachtet.

Mit bestimmten Geistern schien es sich also ähnlich zu verhalten, lernte ich in diesem Gespräch mit Elk Heart, der es schließlich mit wenigen Sätzen auf den Punkt brachte:

»Der Kampfgeist kommt zu jedem, der ihn ruft. Dem einen bringt er Leid, dem anderen Heil. Doch wer immer sich mit ihm verbindet, verfügt danach über diese spezielle Kraft, die nur der Kampfgeist verleiht. Was er damit dann anstellt, wofür er diese Kraft einsetzt – das steht auf einem ganz anderen Blatt. Die Kraft an sich ist neutral.«

Im Laufe der Zeit begriff ich, was es mit den Spirits auf sich hatte, von denen Elk Heart am Beispiel des Kampfgeistes gesprochen hatte.

Es handelt sich um körperlose Wesenheiten,

- die nie einen Bezug zu irgendetwas Materiellem hatten und auch kein Naturphänomen darstellen
- die über Intelligenz verfügen
- und eine reine Kraft repräsentieren, welche dem Auftrag der Schöpfung gemäß bestimmte Aufgaben für uns Menschen erfüllen.

Erinnert Sie diese Beschreibung etwa an die Armada der Engel und Dämonen, von der ich am Anfang dieses Kapitels gesprochen habe?

Genau.

Die indigenen schamanistischen Kulturen kennen diese Begriffe nicht, wie wir gesehen haben, sie unterscheiden stattdessen, je nach Erscheinungsform, zwischen »guten« und »bösen« Geistern. Doch die Gestalten, die wir in der westlichen Welt als »Engel« und »Dämon« kennen, sind hie wie dort dieselben: geschlechtslose, aus Lichtenergie bestehende Wesenheiten, die sofort auftauchen, wenn wir die Kraft anrufen, die sie repräsentieren, und sich jederzeit schnell transformieren können. »Gut« oder »böse« beziehungsweise zu »Engeln« oder »Dämonen« werden sie nur durch die Wirkung, die sie auf uns Menschen haben, an sich sind sie vollkommen neutral, reine Energie. (Auch das erinnert wieder an den subjektiven Faktor in der Welle-Korpuskel-Dualität, wenn sich das Licht je nachdem, wie es beobachtet wird, »entscheidet«, ob es als Welle oder Teilchen auftritt.)

Sind Schamanen die besseren Menschen?

Gut, als Schamanen rufen wir bei der Arbeit bestimmte Geister natürlich vollkommen bewusst und mit Absicht an.

Aber wie ist es sonst?

Ganz einfach: In Bezug auf die Dualität der Spirits, von denen wir in diesem Kapitel sprechen – der Einfachheit halber bleibe ich bei der (westlichen) Begrifflichkeit von Engeln und Dämonen –, besteht der »subjektive Faktor« in den Emotionen, die wir haben. Wir sind immer genau von den Wesenheiten umgeben, die unserer Gefühlswelt entsprechen. Dies ist der – zumeist unbewusste – Ruf, mit dem wir diese Spirits anziehen. (Als Schamanen können wir uns selbstverständlich auch gezielt mit ihnen verbinden, aber darauf komme ich gleich.)

Die Botschaft, die uns diese Geister überbringen, und das gilt für beide ihrer Erscheinungsformen, die als Engel und die als Dämon, dient unserer persönlichen Weiterentwicklung, wie auch immer, selbst wenn wir es nicht sofort verstehen.

So, und nun hätten Sie gern endlich eine Antwort auf die Frage, ob Schamanen womöglich tatsächlich die besseren Menschen sind, nicht wahr?

Im Grunde würde ich Ihnen jetzt am liebsten ein klares Ja entgegendonnern, aber ganz so einfach ist es leider nicht, wie Sie sich bestimmt vorstellen können.

Drücken wir es also so aus: Wir bemühen uns.

Weil wir uns der Verantwortung für unsere Klienten bewusst sind, arbeiten wir daran. Und das heißt zunächst, dass wir an uns selbst arbeiten.

Voraussetzung für gutes schamanisches Arbeiten sind Selbstachtung, Selbstwertgefühl und Eigenliebe.

Denn wer sich mit den Engeln von Achtung, Wertschätzung und Liebe umgibt, kann auch andere Menschen achten, schätzen und lieben. Diese Kräfte wiederum ziehen eine weitere an: das Mitgefühl, das man unbedingt braucht, um an Heilung mitwirken zu können. (Dieses Mitgefühl ist allerdings nicht gleichbedeutend mit Mitleid. Ein Mensch, der Mitleid empfindet, leidet selbst; wer aber leidet, ruft die Kraft des Leidens herbei – und geht das Risiko ein, mit der Zeit ebenfalls zu erkranken.)

So weit, so gut.

Aber machen wir uns nichts vor: Auch wir Schamanen haben unsere menschlichen Schwächen, Eigenschaften, die unsere persönliche und spirituelle Weiterentwicklung blockieren können.

Auch wir haben unsere Dämonen, unsere Schattenseiten: Lebensthemen, die wir verdrängen, weil sie nicht in unser Selbstbild passen.

Um aber wirklich gute Arbeit leisten und zu dem Menschen werden zu können, der wir sein möchten, müssen wir uns gerade mit diesen Dingen befassen, auch wenn es wehtut.

Typische Anzeichen für ein Schattenthema sind Gefühle wie Ärger, Zorn, Neid, Hass, Eifersucht, Aggression, Frust oder auch Niedergeschlagenheit.

Immer wenn derartige Gefühle, Empfindungen und Gemütszustände auftauchen, deutet es darauf hin, dass ein Ereignis eines unserer Schattenthemen berührt.

In ihrer Wirkkraft sind diese Gefühle dämonisch. Denn die Spirits des Ärgers, des Zorns, Neids, Hasses, der Aggression und des Frusts können uns zu Handlungen mit potentiell destruktivem Ausgang veranlassen.

Wer dem Einfluss solcher Spirits unterliegt, sollte sich davon lösen. Denn der Weg der Zerstörung und des Leides führt zu Leid und Zerstörung, auch Selbstzerstörung.

Diese Geister sind überall dort, wo sie von einem Lebewesen gerufen werden, indem es Gefühle aussendet.

Es liegt also im Rahmen unserer Willensfreiheit an uns selbst, welche Wesenheiten wir zu uns rufen und welchem Einfluss wir uns aussetzen.

Jeder Mensch besitzt natürliche Bedürfnisse: Gefühle, die er gerne erleben würde, zum Beispiel Spaß, Freude, Vertrauen, Sicherheit, Lob, Anerkennung, Liebe, Freiheit, Sexualität, Treue, Verlässlichkeit, Ehrlichkeit, Hilfsbereitschaft, Entspannung, Kreativität.

Werden diese seelischen Bedürfnisse nicht erfüllt, neigen wir dazu, negative Gefühle zu entwickeln wie Ärger, Zorn,

Hass, Aggression, Frust, vielleicht auch Resignation oder Niedergeschlagenheit.

Die Engel und Dämonen kommen als Boten und bringen die Message: Du hast jetzt ein negatives Gefühl, du ärgerst dich, du bist zornig, weil dein Bedürfnis nach positiven Gefühlen nicht erfüllt wird.

Das ist der Schlüssel. Jetzt können wir handeln und uns dem Einfluss dämonischer Spirits entziehen, um uns mehr und mehr den Engelsgeistern zuzuwenden. Denn mittels unserer Gefühle gehen wir in Resonanz zu den spirituellen Wesenheiten, die als Botschafter der Schöpfung zu uns kommen. Das Leben bringt es in aller Regel mit sich, dass gerade unsere Schattenthemen immer wieder auftauchen. Und dann versuchen wir zumeist, sie irgendwie im Außen zu lösen, statt dass wir das Richtige tun und uns mit unseren Gefühlen und Bedürfnissen auseinandersetzen.

Merke: Die wahre spirituelle Entwicklung liegt darin, dass wir die Botschaft unserer Engel und Dämonen ernst nehmen und uns entsprechend intensiv damit befassen.

Zugegeben: Die Auseinandersetzung mit unseren Dämonen – den ungeliebten Schattenthemen – ist mit das Schwierigste auf dem spirituellen Weg. Aber es hilft, wenn wir sie als das sehen, was sie sind: Botschafter des Lichts, genau wie die Engel auch.

Im Alltag begegnen uns die Dämonen natürlich nicht als Wesenheiten, sondern wir werden mit ihrer Wirkkraft konfrontiert. Sie sind da, wann immer sie gerufen werden. Sie wirken in uns und um uns. Genauso sind sie in und um die anderen Menschen und beeinflussen auch deren Handeln und Tun.

Wirkt in zwei Menschen die gleiche Kraft, gehen sie zueinander in Resonanz, weil sie dieselbe Frequenz haben.

Wenn wir unsere Dämonen erkennen wollen, ist es deshalb eine große Hilfe, die Menschen, denen wir begegnen, wie einen Spiegel unserer selbst zu betrachten.

Freunde sehen wir in Menschen, zu denen wir eine harmonische Beziehung haben. Sie spiegeln uns unsere eigene Harmonie, aber auch Vertrauen und Liebe, kurz: unsere »guten« Eigenschaften, die, die dem Selbstbild entsprechen, das wir von uns haben. Zu diesen Menschen fühlen wir uns hingezogen, weil sie sind wie wir und dieselben Engelsenergien ausstrahlen.

Doch was ist mit Leuten, die uns unsympathisch sind, die wir nicht mögen oder gar ablehnen?

Nun, auch sie stehen unter dem Einfluss derselben Wirkkräfte wie wir – bloß, dass es die Schattenthemen sind, die sie uns spiegeln.

Der Spiegel

Es gibt so vieles, was wir ohne Spiegel nie erkennen würden, das eigene Gesicht zum Beispiel. (Okay, heute gibt es die Fotografie, aber lassen wir die im Moment mal unberücksichtigt.) Und weil der Spiegel ein so interessantes Hilfsmittel ist, spielt er auch in der schamanischen Arbeit der Selbsterkenntnis und Entmachtung unserer Dämonen eine gewichtige Rolle.

Für den Anfang eine kleine Illustration: Angenommen, Sie gehen der Sonne entgegen. Dann folgt Ihnen ein Schatten. Den sehen Sie aber nur, wenn Sie sich eines Spiegels bedienen. (Okay, auch dies gilt nur mit Einschränkung. Denn natürlich könnten Sie den Kopf umwenden, dann würden Sie den Schatten durchaus erkennen. Allerdings würden Sie der Sonne dann wahrscheinlich eher entgegenstolpern als entgegenschreiten. Und außerdem wollen wir ja nicht allzu streng sein, oder?)

Worauf es mir aber ankommt: Auch auf dem spirituellen Weg werfen wir einen Schatten. Und nur wenn wir die Themen, die uns (ver)folgen wie dieser Schatten, auflösen, können wir ins Licht gehen – und das ist es doch, das höhere Ziel, dem wir entgegenstreben. Für den Hindu ist dies Moksha, für den Buddhisten das Nirvana, das Auflösen des Ichs in allem, das ist. Christen und Mohammedaner verstehen darunter den Einzug ins Paradies.

Dies ist aber leider mit harter Arbeit verbunden. Denn um unsere Schattenthemen auflösen zu können, müssen wir sie zunächst einmal erkennen. Und dabei kann uns die Metapher des Spiegels helfen.

Betrachten wir unsere Umwelt als Spiegel, so zeigt er uns, welche Spirits Einfluss auf uns ausüben.

Feinde – unsere besten Lehrmeister

Unser größter Feind sind nicht die Menschen, die uns im Außen feindlich begegnen, sondern wir selbst. Denn jedes Problem, das auf uns zukommt, beruht auf einem Eigenanteil.

Probleme mit anderen entstehen entweder, weil diese ein Verhalten an den Tag legen, das ich an mir selbst nicht leiden kann und deshalb verdränge, oder aber, weil sie etwas tun, was ich auch gern tun würde, mir aber nicht gestatte.

Als dritte Möglichkeit kommt ein Phänomen in Betracht, das man auch Übertragung nennt: Der andere tut etwas, das mich schon früher, meistens in der Kindheit, an einer mir wichtigen Person gestört hat.

Wenn jemand etwas tut, das wir an uns selbst nicht mögen oder weil eine unbewusste Übertragung vorliegt, reagieren wir in der Regel mit Zorn, Ärger oder Aggressivität.

Anderenfalls – wenn also der andere etwas tut, was wir uns selbst nicht trauen – mit Neid, Eifersucht, eventuell auch Hass.

So gelangen wir unter den Einfluss von Dämonen.

Merke: Mit anderen Menschen gibt es grundsätzlich keine Probleme. Das Einzige, was es gibt, ist die eigene Unfähigkeit, mit deren Verhalten umzugehen. Diese Unfähigkeit löst negative Gefühle bei uns aus, die wiederum die dazugehörigen Spirits anziehen.

Ein Beispiel: Ärger mit dem Chef. Der Konflikt kann natürlich mehrere Ursachen haben, in der Regel aber ärgern wir uns über irgendeine Verhaltensweise des Vorgesetzten. Eine ganz normale menschliche Reaktion.

In Wahrheit ist es aber so, dass wir uns nicht über den Chef ärgern, sondern über uns selbst. Wir ärgern uns, weil wir uns nicht trauen, dem Chef etwas entgegenzusetzen – aus Angst vor seiner möglichen Reaktion. Schließlich sitzt er am längeren Hebel.

Der Vorgesetzte hält uns in dieser Situation den Spiegel vor und zeigt uns, dass wir uns behindern oder gar unterdrücken lassen. Womöglich aus Angst vor Kündigung.

Diese Angst vor dem Verlust des Arbeitsplatzes resultiert aus dem menschlichen Grundbedürfnis nach Sicherheit und materieller Versorgung. Daran ist grundsätzlich nichts auszusetzen, aber: Wenn wir uns aufgrund dieses Sicherheitsbedürfnis in unserem Verhalten einschränken lassen und dem Chef aus lauter Angst vor Konsequenzen nach dem Mund reden, deutet dies natürlich auf mangelnde innere Sicherheit hin.

Das wiederum – die fehlende persönliche Souveränität gegenüber dem Vorgesetzten – löst bei uns Ärger aus. Und so gewinnen der Dämon des Zorns und der Spirit des Ärgers die Überhand.

Es geht also darum, dass wir lernen, alles, was im Außen geschieht, richtig zu interpretieren, damit wir die Botschaft, die diese Spirits überbringen, auch annehmen können.

Die Lösung des Konflikts kann nun nicht darin bestehen, dass wir voller Zorn und Ärger auf den Chef losgehen. Vielmehr sollten wir die Dämonen dadurch entmachten, dass wir den Engel der Sicherheit herbeirufen.

Denn wer vom Gefühl der Sicherheit durchdrungen wird, verhält sich automatisch souverän und selbstbewusst – und wird dadurch Entscheidendes zur konstruktiven Lösung des »Problems« mit dem Vorgesetzten beitragen.

Everybody's Darling?

Ein anderes Beispiel sind die vielen Menschen, die sich ständig bemühen, es allen recht zu machen, und vor lauter Hilfsbereitschaft nicht einmal aufmucken, wenn sie sich übernehmen. Die Menschen also, die partout nicht nein sagen können, weil bei ihnen das Bedürfnis nach Harmonie und Anerkennung alles andere dominiert. Auch diese Menschen unterliegen dem Einfluss von Dämonen. Weil sie Harmonie und Anerkennung nicht in sich haben, suchen sie die Bestätigung im Außen.

Wenn solche Menschen in den Spiegel schauen, werden sie erkennen, dass sie gestresst und hektisch sind, alles andere als harmonisch.

Und sie werden erkennen, dass sich sich selbst nicht die gebührende Anerkennung zollen, sondern vom Gefühl angetrieben werden, nicht zu genügen, nie gut genug zu sein.

Dieses Gefühl kann daraus entstanden sein, dass sie sich als Kind von den Eltern oder anderen wichtigen Bezugspersonen abgelehnt gefühlt haben, was für sie so schmerzhaft war, dass sie als Erwachsene krampfhaft versuchen, Harmonie herzustellen und Anerkennung zu erlangen.

Sie stehen unter dem Einfluss des Angst-Dämons der Ablehnung. Um ihm zu entgehen, unternehmen sie alles, und zwar wirklich alles, um die Anerkennung anderer Menschen zu erlangen. Sie setzen sogar ihre Gesundheit aufs Spiel und riskieren, in einen Burnout hineinzurutschen, um Everybody's Darling – jedermanns Liebling – zu bleiben.

Dabei müssten sie sich nur mit der Botschaft auseinandersetzen, die der Spirit, von dem sie besessen sind, für sie hat, und schon wäre alles gut.

Der Weg des Schamanen

Den Weg des Schamanen zu gehen heißt, dass wir uns ganz bewusst mit unseren Schattenthemen befassen. Denn es gilt, die Dämonen zu entmachten und durch bessere Kräfte zu ersetzen. Doch dafür muss man sie zunächst einmal erkennen.

Und das erste Alarmsignal, auf das wir dabei unbedingt achten müssen, ist die Angst. Denn die Angst zieht immer einen Rattenschwanz anderer Dämonen nach sich.

Ängstliche Überanpassung etwa führt mitunter zu Aggressivität im Außen, viel häufiger aber richtet sie sich nach innen – und nimmt die Form von Trauer, Niedergeschlagenheit oder gar Depression an.

Die Angst kann uns auch behindern, wenn wir etwas in unserem Leben verändern möchten. Grundsätzlich fließt die Lebensenergie in eine von zwei Richtungen: in Richtung der Angst oder in Richtung eines Wunsches. Und unsere Wünsche versorgen wir bedauerlicherweise häufig mit viel zu wenig Energie.

Da wir dieses Missverhältnis zwischen Wunsch und Angst unbewusst aber durchaus wahrnehmen, kommen Zweifel auf. Und so gewinnt im Fahrwasser der Angst der Dämon des Zweifels Macht über uns, sodass wir unseren Wunsch nie realisieren. Zu einer positiven Veränderung kann es nur kommen, wenn wir unsere inneren Widerstände überwinden, egal in welchem Lebensbereich. Das heißt aber auch, dass wir aus der Apathie aussteigen und den »inneren Schweinehund«, wie man so schön sagt, erfolgreich bekämpfen.

Schamanische Entwicklung bedeutet, nie der Lethargie zu verfallen, sondern die Botschaften der Schöpfung anzunehmen und daraus zu lernen. Der Schamane stellt sich den Dämonen und holt sich seine Macht von ihnen zurück. Bewusst in den Spiegel zu sehen, den uns die Umwelt vorhält, und seine Botschaft zu analysieren, herauszufinden, unter dem Einfluss welcher negativen Geister wir stehen – das heißt es, den Weg des Schamanen zu gehen.

Dazu gehört aber noch etwas:

Abgesehen davon, dass wir uns mit den Problemen auseinandersetzen, die vermeintlich von außen an uns herangetragen werden, beschäftigen wir uns auch immer wieder mit uns selbst und stellen uns die Frage: In welcher Hinsicht bin ich noch nicht so, wie ich sein könnte?

Bei der Beantwortung hilft uns das mitfühlende Wesen außerhalb von Zeit und Raum, das wir als unseren Führungsgeist kennengelernt haben.

Er unterstützt uns dabei, unseren wahren Lebenszweck zu erfüllen, der darin besteht, dass wir die Bedürfnisse unserer Seele erkennen und leben.

Wenn wir uns vertrauensvoll an unseren Führungsgeist wenden, wird er uns Szenen aus unserem Leben zeigen und sie für uns deuten. Dann spüren wir, welcher Art die Spirits sind, die auf uns einwirken.

Wenn sich dabei herausstellt, dass wir von Angst gesteuert werden, hilft es, sich (beziehungsweise unserem Führungsgeist) eine weitere Frage zu stellen, nämlich diese: Was würde ich tun, wenn ich von vornherein mit absoluter Sicherheit wüsste, dass ich unter keinen Umständen scheitern kann?

Die Antworten, die wir darauf erhalten, zeigen uns, inwiefern wir uns selbst im Wege stehen. Dann liegt es an uns, ob wir uns weiterhin von den Spirits der Angst und des Zweifels dominieren lassen oder ob wir den Weg der Veränderung einschlagen.

Da unsere Führungsgeister nicht nur bedeutend mächtiger sind als die Wesenheiten, unter deren Einfluss wir stehen, sondern auch alles Wichtige aus unserem Leben wissen, können wir sie, wenn wir mögen, in einem weiteren Schritt nach den Gründen, den Ursprüngen unseres Verhaltens fragen, die in der Regel in der persönlichen Vergangenheit liegen.

Natürlich werden wir die Antworten, die uns unser Führungsgeist gibt, nicht immer unbedingt als angenehm empfinden, mitunter würden wir sie am liebsten nicht einmal zur Kenntnis nehmen. Aber genau darin liegt das größte Wachstumspotential.

Das Urbedürfnis der Seele lautet: Ich will Angenehmes erfahren und Unangenehmes vermeiden. Doch gehen diese Kräfte leider manchmal nicht ganz in die richtige Richtung, weil wir uns allzu sehr darauf konzentrieren, unangenehmen Empfindungen auszuweichen. Stattdessen sollten wir lieber die Dinge in den Fokus nehmen, die dazu führen, dass wir uns auf lange Sicht gut fühlen. Anderenfalls bleiben wir weiterhin unter dem Einfluss unserer Dämonen.

Doch je mehr von ihnen wir entthronen, desto mehr steigen unsere Selbstachtung, das Selbstwertgefühl und die Eigenliebe. In dem Maße, in dem wir uns die Macht von den »bösen Geistern« zurückerobern, nimmt unsere Stärke zu, auf allen Gebieten des Lebens.

Dass das nicht immer leicht ist – wem sagen Sie das.

Ich beschäftige mich schon seit Jahren mit meinen Dämonen und dem Einfluss, den sie auf mich haben.

Dabei werde ich immer wieder von meinen Führungsgeistern unterstützt. Hinzu kamen aber zwei Ereignisse, die mir halfen, mich meiner Dämonen zu entledigen.

Im Bad der Dschungelhütte

»Wenn du magst, zeige ich dir eine Übung …«, sagte Don José, als er mir nahelegte, mich mal wieder mit meinen Schattenthemen zu befassen. Zu diesem Zeitpunkt glaubte ich eigentlich, die wichtigsten Themen meines Lebens bereits erfolgreich abgearbeitet zu haben.

»… eine Übung, die dir hilft, deine Dämonen zu erkennen.«

Neugierig nickte ich.

»Sie ist ganz einfach und geht sogar völlig ohne irgendein Ritual«, fügte Don José hinzu und erklärte weiter: »Du kannst sie im Bad machen, in der Abenddämmerung, wenn es schon fast dunkel ist. Dann stellst du dich vor den Spiegel. Schau dich an. Schau dich an und sieh dir in die Augen. Konzentrier dich darauf, was du an dir nicht magst. Schau dir in die Augen und warte, was kommt.«

Als ich Christine am Abend fragte, ob sie auch Lust habe, die Übung zu machen, wusste ich eigentlich schon, dass sie ja sagen würde. Und ich sollte mich nicht getäuscht haben.

In einer Dschungellodge hatten wir eine Hütte gemietet, zu der auch ein kleines Badezimmer gehörte. Unserem Vorhaben stand also nichts im Weg.

Ich ließ meiner Frau den Vortritt – aber ehrlich gesagt nicht nur, weil ich so ein untadeliger Gentleman bin, sondern … na ja, ich hatte schon ein bisschen Angst davor, was mir der Spiegel offenbaren würde.

»Du erzählst mir aber bitte nicht, was du erlebt hast, damit ich ganz unvoreingenommen bin, wenn ich drankomme, ja?«, bat ich Christine, als sie tapfer ins Bad ging.

Während der etwa zwanzig Minuten, die sie drin blieb, wurde es so dunkel in der Hütte, dass sie eine Kerze entzündete.

Als Christine dann herauskam, wechselten wir, wie vereinbart, kein Wort, sie warf mir nur einen Blick zu, den ich nicht deuten konnte.

Anschließend war es an mir, mich vor den Spiegel im Badezimmer zu stellen, mir in die Augen zu schauen und zu überlegen, was ich an mir nicht mochte.

Es dauerte nicht lange, bis ein Thema auftauchte, ein typisches Ego-Thema, bei dem es um Anerkennung und Stolz ging.

Schlagartig – ja wirklich, es war wie der berühmte Blitz aus heiterem Himmel – wurde mir bewusst, dass ich es damit auf die eine oder andere Weise schon öfter zu tun gehabt hatte, immer wieder, fast mein ganzes Leben lang, dass es mir aber immer wieder gelungen war, es zu verdrängen.

Die Erkenntnis war bitter und schmerzte wie ein kleiner, tiefer Nadelstich.

Doch ich schaute nicht weg, nein, ich zwang mich, mir weiterhin direkt in die Augen zu sehen. Dabei wurde mir klar, dass dieses Thema tatsächlich mein ganzes Leben überschattet hatte.

Und während ich mich fest im Blick hatte, veränderte sich mit einem Mal mein Gesicht. Erst dachte ich noch, es läge am flackernden Licht der Kerze, es sei irgendeine leicht erklärbare optische Täuschung, aber das stimmte nicht. Aus dem Spiegel sah mir ein Dämon entgegen.

(Sie erinnern sich: Diesem Phänomen sind wir im Eingangskapitel schon einmal begegnet – aber da hatten Christine und ich die Dämonen in den Gesichtern der anderen gesehen.)

Die grausige Fratze im Badezimmerspiegel der Dschungelhütte trug eindeutig meine Gesichtszüge. Mir fuhr eiskalter Schrecken durch die Glieder. Aber irgendwie schaffte ich es, den Blick nicht abzuwenden. Und dann veränderte sich das Spiegelbild ein weiteres Mal. Die Dämonenfratze wurde wieder durch das Gesicht ersetzt, das ich aus dem Alltag kannte. Mein Everyday-Kurt-Gesicht.

Szenen aus meinem Leben zogen an mir vorbei. Episoden, in denen ich, wie ich in diesem Moment wusste, unter dem Einfluss dieses Dämons gestanden hatte – und ja, auch wenn es mir ein bisschen peinlich ist, es zuzugeben, es war der Spirit der Angeberei.

In all den Szenen, die vor meinem inneren Auge Revue passierten, hatte ich versucht, mein allzu gering entwickeltes Selbstwertgefühl durch Prahlerei aufzuwerten.

Je länger ich mich mit meiner Angeberei befasste, desto klarer wurde mir, dass ich sie nicht mehr brauchte und nicht mehr bereit war, diesem Geist irgendeine Macht über mich zuzugestehen.

Im Spiegel spielte sich währenddessen Kino ab, Dämonenfratze und Kurt-Gesicht wechselten einander wiederholt ab. Nach jeder Ablösung des Horrors durch Fenkarts vertraute Züge atmete ich tief aus und fühlte mich ein wenig leichter. Irgendwie war es so, als würde ich mit jedem Atemzug mehr von der dämonischen Energie der Angeberei abgeben.

Es dauerte ziemlich lange, bis ich das Gefühl hatte, es sei gut und ich könnte die Übung getrost beenden.

Ich hatte die schädliche Energie losgelassen. Ich war frei! Von nun an würde ich mein Leben ohne den Einfluss des Spirits der Angeberei gestalten können. Es war ein richtiges Glücksgefühl, das ich in diesem Moment empfand.

Als ich José am nächsten Tag wiedertraf, schaute er mich nur fragend an.

»Ich habe tätsächlich einen Dämon gesehen«, verriet ich ihm.

Und er antwortete trocken: »Es wird bestimmt nicht der Letzte bleiben!«

Womit er recht behalten sollte.

Tage später erst tauschten Christine und ich uns über die Erfahrungen aus, die wir vor dem Badezimmerspiegel gemacht hatten. Sie ähnelten einander sehr.

Aber was uns am meisten überraschte, war, dass die Dämonen, denen wir ins Auge geschaut hatten, genauso aussahen wie Gestalten aus den Horroroder Fantasyfilmen, die wir aus dem Kino kannten.

Die versprochene Fortsetzung von Seite 131 …

Jahre später begegnete ich den Dämonen wieder, und zwar im Rahmen der Zeremonie bei Don Victor, von der ich schon berichtet habe. Das Wichtigste allerdings sollte erst noch kommen. Denn der wahre »Held« der Ereignisse war weder der San-Pedro-Kaktus, den wir bei dem Schamanen zu trinken bekommen hatten, noch der Tabaksaft, den wir schnupften, sondern eigentlich der Stock, den ich folgsam die ganze Zeit über in den Händen hielt. Er war liebevoll gearbeitet, weiß ich noch, und am oberen Ende befand sich ein geschnitzter Kopf, den ich in der Dunkelheit allerdings nicht genauer erkennen konnte.

Schon vor Beginn der Zeremonie hatte ich bemerkt, dass mehrere dieser Stöcke auf Don Victors Altar aufrecht platziert worden waren. Wozu sie dienen sollten, ahnte ich zu diesem Zeitpunkt jedoch noch nicht.

Erst als es losging und jeder von uns einen Stock in die Hand gedrückt bekam, löste sich das Rätsel, denn wir erfuhren, dass wir mit seiner Hilfe alle negativen Energie loswerden könnten.

Wie ich schon erzählt hatte, war ich an jenem Abend nicht besonders gut drauf. Ich hätte nicht sagen können, was genau mich bedrückte, aber mir ging so allerlei durch den Kopf – verbunden mit ziemlich diffusen Gefühlen.

Während der Zeremonie saß ich etwas dämlich da, hielt den Stock in der Hand und haderte mit meinem Schicksal. Zorn stieg in mir auf. Groll und Ärger erfassten mich. Alles Mögliche, das mir widerfahren war, erregte meinen Missmut. Kurz: Ich war durch und durch unzufrieden mit mir und meinem Leben.

Während die Gefühle kamen und gingen, versuchte ich sie über den Stock in die Erde abzuleiten, aber kaum hatte sich die eine aufgelöst, trat schon die nächste unerfreuliche Emotion in den Vordergrund. Don Victor schien alle Dämonen auf den Plan gerufen zu haben, die in mir steckten. Und die Geister hatten sich offenbar nicht zweimal bitten lassen.

Alles, was ich in den letzten Jahren an negativen Gefühlen empfunden hatte, zog an mir vorüber. Streitereien mit Frau und Exfrau, berufliche Probleme, erlittene Schmach, jede Menge Ärger. Auch Situationen, in denen es mir nicht so gelungen war, mich durchzusetzen, wie ich es mir gewünscht hätte, gingen mir durch den Kopf. Und sie hörten und hörten einfach nicht auf, diese unschönen Gefühlswallungen.

Ich habe zwischendurch natürlich nicht auf die Uhr geguckt, aber das Ganze dauerte ziemlich lange. Irgendwann bekamen wir den psychedelischen Kaktus-Tee zu trinken, danach zogen wir uns – buchstäblich – den Tabaksaft rein.

An dem stehenden Heer der negativen Gefühle, die mich nacheinander ergriffen, schien das alles nichts zu ändern.

Als Don Victor das Ende der Zeremonie ankündigte, bat er uns einzeln in eine Ecke des Hofes, wo er zusammen mit seinen Söhnen unsere bösen Geister austreiben wollte.

Die Schamanen bedeuteten uns, mit dem Stock den Körper abzustreifen. Ich folgte ihren Anweisungen, beginnend am Kopf. Dann nahm mir jemand den Stock aus der Hand. Don Victors Söhne betrachteten meine Aura und forderten mich auf, alle meine negativen Energien abzustreifen. Ich musste die Hände bewegen, als würde ich Wasser von ihnen abschütteln, und die Beine, als wäre ich von der Tarantel gestochen. Mehrmals sprang ich in die Luft und wedelte dabei mit den Gliedmaßen. Muss ein komischer Anblick gewesen sein, aber was soll's. Dann »betastete« der Assistent meine Aura mit dem Stock und bespritzte mich mit einem speziellen Blütenwasser. Nachdem mein Energiefeld auf diese Weise gereinigt war, was einige Zeit in Anspruch nahm, durfte ich mich wieder setzen. So ging es hin. Als Don Victor und seine Helfer alle Behandlungen abgeschlossen hatten, richtete er abschließend noch einmal das Wort an uns und beendete die Zeremonie mit einem Dank an die Spirits.

Wieder im Hotel angekommen, sah ich auf die Uhr und mir fiel auf, dass die Prozedur insgesamt vier Stunden gedauert hatte.

Da ich mich vollkommen gerädert fühlte, ging ich sofort ins Bett. Doch ich konnte noch lange nicht einschlafen, so sehr beschäftigten mich die Ereignisse, die hinter mir – und das neue Leben, das vor mir lag. Denn während ich mich noch auf dem Laken wälzte und die Austreibung meiner Dämonen gedanklich immer wieder an mir vorbeiziehen ließ, fasste ich einen Entschluss: Ich würde die Chance ergreifen. Ich würde mein Leben ändern. Und zwar grundlegend. Sobald ich wieder zu Hause war, wollte ich Kontakt zu meinem Führungsgeist aufnehmen und mit seiner Hilfe die ersten Schritte planen.

Kurz nach meiner Rückkehr aus Peru setzte ich dieses Vorhaben in die Tat um und fragte meinen Führungsgeist, was ich tun könnte, um den Dämonen, die mir bei Don Victor ausgetrieben worden waren, nie wieder anheimzufallen.

In einer Vision zeigte er mir das neue Leben, das ich würde leben können, wenn ich anderen – besseren – Spirits und Kräften den Vorzug gab.

Es war genau das Leben, das ich seither führe (wobei ich, zugegeben, vorher noch einige innere Widerstände zu überwinden hatte, neue kleine Dämonen, die allenthalben die Köpfe reckten).

Veränderungen sind möglich

Auch Sie können die Dämonen in Ihrem Leben identifizieren, wie ich es getan habe.

Und sobald Sie sie dingfest gemacht haben, können auch Sie ihnen in einem Ritual die Macht entziehen, um in Ihre volle Kraft und Kreativität zu kommen und Ihre eigene schöpferische Energie zu nutzen, um Probleme zu lösen.

Rufen Sie den Engel der Kreativität herbei. (In Verbindung mit Ihrem Führungsgeist brauchen Sie nur an diesen Engel zu denken, und schon stellt er sich ein.)

Denn was ist wahre Macht anderes als Schöpferkraft und Entscheidungsfreude – und die sind jedem Menschen gegeben.

Sollte es in punkto Entschlusskraft bei Ihnen nicht zum Besten bestellt sein, rufen Sie den Engel der Entscheidung zu Hilfe.

Praktikum

Entmachtung der Dämonen

Sie können Ihre Dämonen entmachten, indem Sie sich den Herausforderungen stellen, mit denen das Leben Sie konfrontiert, indem Sie lernen, in den Spiegel zu schauen und alles loszulassen, was Sie einschränkt und behindert.

Dabei werden Sie von Ihrem Führungsgeist unterstützt.

Mit ihm verbinden Sie sich, nachdem Sie alle nötigen Vorbereitungen getroffen haben, und fragen ihn: »Zeig mir: In welcher Hinsicht bin ich noch nicht so, wie ich sein könnte?«

Achten Sie genau auf die Informationen und Visionen, die Sie von Ihrem Führungsgeist erhalten. Lassen Sie sich die Dämonen und den Einfluss, den sie auf Sie haben, im Einzelnen zeigen.

Nehmen Sie wahr, in welchen Aspekten Ihres Lebens Sie von diesen Geistern besonders eingeschränkt werden.

Das Gute daran: Ihr Führungsgeist wird Ihnen nur Visionen eingeben, die Ihnen helfen, Ihre Alltagserfahrungen in einem anderen Licht zu sehen und sie vollkommen neu zu interpretieren.

Um ein noch besseres Gefühl für die Einschränkungen und Begrenzungen zu erhalten, denen Sie in Bezug auf ein bestimmtes Problem, das Sie bedrückt, unterliegen, lassen Sie sich anschließend von Ihrem Führungsgeist die Antwort auf die Frage zeigen: »Was würde ich tun, wenn ich von vornherein mit absoluter Sicherheit wüsste, dass ich unter keinen Umständen scheitern kann?«

Bitten Sie ihn sodann um das Bild einer Puppe als Symbol für Ihre Beschränkungen, und achten Sie dabei besonders auf die –

durchgängig brennbaren – Materialien, aus denen diese Puppe besteht.

Sobald Sie Bescheid wissen, dürfen Sie die Verbindung wieder lösen.

Gehen Sie in die Natur hinaus und sammeln Sie die Materialien, aus denen die Puppe, die Sie in der Vision gesehen haben, gearbeitet war.

Nehmen Sie sie mit nach Hause und bauen Sie die Puppe aus der Erinnerung nach.

Legen Sie sich für Ihre nächste Sitzung zusätzlich ein Tuch oder eine kleine Decke bereit.

Verbinden Sie sich dann erneut mit Ihrem Führungsgeist. Bitten Sie ihn, dass er Ihnen hilft, die Energie des Dämons auf die Puppe zu übertragen.

Halten Sie sich dabei strikt an die Anweisungen, die Sie erhalten:

Falls Sie das Gefühl bekommen, Sie sollten einen bestimmten Körperteil mit der Puppe berühren, tun Sie sich keinen Zwang an!

Wenn Sie das plötzliche Bedürfnis verspüren, Speichel auf die Puppe zu geben: nur zu. Auch anpusten dürfen Sie sie zum Beispiel, wenn Ihnen danach ist.

Folgen Sie einfach allen, auch Bewegungs-Impulsen, die Sie von Ihrem Führungsgeist erhalten.

Wenn Sie zum Ende gekommen sind, wickeln Sie die Puppe dick in das Tuch oder die Decke ein, sodass man absolut nichts mehr von ihr sieht.

Danach dürfen Sie die Verbindung lösen.

Im nächsten Schritt bereiten Sie ein Feuer vor – selbstverständlich unter Einhaltung aller nötigen Vorsichtsmaßnahmen.

Bringen Sie zuerst dem Spirit des Feuers ein kleines Opfer dar, am besten eine Prise Tabak und ein paar Duftkräuter.

Dann übergeben Sie die Puppe den Flammen, um damit alles, wofür sie symbolisch gestanden hat, aus Ihrem Leben zu verabschieden.

Achten Sie darauf, welche Gefühle in diesem Moment bei Ihnen entstehen.

(Verbrennen Sie nur die Puppe nebst Tuch oder Decke in diesem Feuer, sonst nichts – abgesehen natürlich von den Materialien, die Sie brauchen, um es zu entzünden und am Lodern zu halten.)

Und wohin nun mit der Energie?
Um das zu entscheiden, bitten Sie einen Engel um Hilfe. (Dass dieser Ihrem Ruf Folge geleistet hat und genau die richtige Lösung mitbringt, merken Sie sofort an der Begeisterung, die sich bei Ihnen einstellt.)

Bleiben Sie dann noch so lange still am Feuer sitzen, bis es vollends niedergebrannt ist.

Sechs

Die Praxis der Aurachirurgie

Sie erinnern sich: Im schamanischen Welt-Verständnis ist alles beseelt. Auch Krankheitserreger bilden in diesem Konzept keine Ausnahme. Und damit wären wir bei einer der zentralen Aufgaben des Schamanen angelangt, der Unterstützung von Heilung durch die Entfernung böser Geister aus der Aura des Patienten, eine Intervention, die auf Außenstehende spektakulär, ja gar gewalttätig wirkt, obwohl kein Blut dabei fließt.

Doch was das Kämpferische betrifft, stehen sich Schulmedizin und Schamanismus in nichts nach: Während auf der einen Seite etwa Viren oder Bakterien den Organismus attackieren und die Vorherrschaft gewinnen, wenn er nicht stark genug ist, um erfolgreich Widerstand zu leisten, sind im Verständnis des Schamanismus böse – oder sagen wir: fehlgeleitete – Geister am Werk, die obsiegen, falls ihnen nicht Einhalt geboten wird. Was sich dabei unterscheidet, ist nicht das Engagement der Behandler, sondern der Ort der Kampfhandlungen, der im einen Fall der Körper ist und die spirituelle Ebene im anderen.

Aus Berichten von Ethnologen und Anthropologen ist bekannt, dass die krank machenden Geister in vielen indigenen Kulturen traditionell beispielsweise als Würmer, Spinnen und Schlangen imaginiert wurden. Oder auch gegenständlich, in Form etwa von Messern und Pfeilen. In beiden Fällen bestand die Aufgabe der heilenden Schamanen darin, den Eindringling operativ aus dem Geistkörper des Patienten zu entfernen. Und seine Krankheit gegebenenfalls zu übertragen, sei es auf sich selbst oder auf Tiere beziehungsweise Gegenstände.

Dass sich solche Eindringlinge überhaupt festsetzen können, liegt im schamanischen Verständnis hauptsächlich daran, dass sich die auf den betreffenden Menschen einwirkenden Energien (sagen wir ruhig: Engelsund dämonische Kräfte) im Ungleichgewicht befinden und ihn deshalb schwächen.

In der Praxis wird der Schamane deshalb in der Regel auch festzustellen versuchen, ob neben den Spirits der Krankheit selbst auch dämonische Kräfte auf den Patienten einwirken und mit diesen so verfahren wie im vorherigen Kapitel geschildert. Denn erst die dämonischen Kräfte, mit denen der Mensch in Resonanz geht, bereiten den Boden dafür, dass krank machende Spirits überhaupt eindringen können.

Ist dies dann der Fall, so spricht man auch von Besetzung – was durchaus wörtlich zu verstehen ist: Der Spirit der Krankheit okkupiert einen Teil der Aura des Patienten, nimmt einen Raum für sich in Anspruch, der ihm nicht zukommt.

Gerade viele Schmerzen und Beschwerden, deren Ursache die Schulmedizin nicht ermitteln kann, gehen auf solche Besetzungen zurück … und lassen sich durch deren Beseitigung heilen, wie die schamanische Praxis immer wieder zeigt.

Der Krake am Hals

In unseren Ausbildungsgruppen arbeiten wir an diesem Punkt gern in Lernpartnerschaften, bei denen der eine als Behandler fungiert und der andere die Rolle des Klienten übernimmt.

Die Schamanen-Schüler waren gerade damit befasst, die Aura ihrer Partner zu scannen, als einer von ihnen, nennen wir ihn Michael, innehielt, aufsprang und zu mir gerannt kam. Simon (sein Klient) »hat nen Kraken am Hals, kann das sein?«, fragte er mich aufgeregt. »Das Tier scheint direkt an seinem Kehlkopf zu sitzen und hat ihm die Fangarme um den Hals gelegt, als wollte er ihn erwürgen. Ist das möglich?«

Ich ging mit Michael zu Simon zurück, scannte dessen Aura und konnte die Diagnose nur bestätigen. Tatsächlich hatte eine Krake Simons Hals fest im Griff.

In einem Ritual entfernte Michael den fehlgeleiteten Geist des Kraken und wies ihm den Weg nach Hause, in jene Region der anderen Welt, in der sich ihre Artgenossen aufhalten.

Beim anschließenden Gespräch stellte sich heraus, dass Simon schon seit langem unter einer speziellen Form von Beklommenheit litt, die ihm oft buchstäblich den Hals zuschnürte, wenn er das Wort ergreifen wollte.

Und die Vertreibung des Kraken aus seiner Aura zeigte Wirkung, wie uns Simon einige Wochen später bestätigte: Seither, erklärte er, mache es ihm viel weniger aus, in der Öffentlichkeit zu sprechen, er fühle sich dabei jetzt bedeutend freier als je zuvor.

Zur Ermittlung und Entfernung von Besetzungen aller Art arbeitet der Schamane wie immer eng mit seinem Führungsgeist zusammen. Dieser schützt ihn vor jedweder Gefahr, die bei dieser Arbeit auftreten kann – vor allem bei der spirituellen Übertragung der zu behandelnden Erkrankung. Darüber hinaus aber öffnet er den Heiler auch für seine zweite Wahrnehmung.

Die erste Wahrnehmung bezeichnet die normal-menschlichen Sinneseindrücke, unter der zweiten verstehen wir das spirituelle Sehen, Hören, Tasten, Riechen oder Schmecken. Diese zweite Wahrnehmung lässt sich in der Verbindung mit dem Führungsgeist bedeutend leichter erlernen und aktivieren.

Sobald der Führungsgeist in die Aura des Schamanen eingegangen ist, kann dieser beginnen, den Körper seines Klienten zu scannen. Das geht besonders gut, wenn beide so nebeneinander auf dem Boden liegen, dass sie sich an den Schultern und zusätzlich vielleicht auch noch an den Fußgelenken leicht berühren. Dieser physische Kontakt erleichtert es dem Behandler, in die Energie der anderen Person einzutauchen und eventuelle Eindringlinge dingfest zu machen.

In enger Verbindung mit seinem Führungsgeist schließt der Schamane die Augen und überantwortet sich seiner zweiten Wahrnehmung. Die Aura des Klienten zeigt sich ihm in Form einer – oft dunklen – Wand. Diese scannt er dann langsam von oben nach unten. Eventuelle Fremdenergien treten in oder auch vor der Wand in Erscheinung. Der Ort, an denen der Schamane sie wahrnimmt, gibt ihm Aufschluss darüber, an welcher Stelle des Körpers die Störung zu lokalisieren ist.

Während er für alle Hintergrundinformationen offen bleibt, die er bei dieser Arbeit erhält, konzentriert sich der Schamane zunächst darauf, die Art des Fremdkörpers zu ermitteln: Handelt es sich um einen Gegenstand, etwa ein Messer oder irgendeine andere Waffe, so weist dies darauf hin, dass der Klient unter dem Einfluss eines anderen Menschen steht, der ihm schlechte Gedanken oder Gefühle hat zukommen lassen, wie Hass, Neid, Eifersucht und dergleichen.

Zeigt sich dagegen ein Tier – wie im Falle von Simon der Krake –, so ist die Ursache der Beschwerden in aller Regel nicht auf fremde menschliche Einflussnahme zurückzuführen.

Tiere, oft Insekten, Würmer oder kleine Reptilien, befinden sich meistens an den Körperstellen, an denen die Energie der Aura besonders schwach ist. Dort besetzen sie einen Platz, an den sie nicht gehören. Wenn wir sie aus dem Energiefeld des Klienten entfernen, tun wir dies immer in der Absicht, sie an ihren angestammten Aufenthaltsort in der anderen Welt zu begleiten.

Von Schlangen …

Tina, eine meiner früheren Schülerinnen, hat mir von einem besonders interessanten Fall erzählt:

In der Aura einer Klientin entdeckte sie eine kleine dunkle Schlange, die sich in Höhe des Unterleibs eingenistet hatte.

Die Frau war mittleren Alters und litt schon seit Jahren unter Schmerzen und Beschwerden in dieser Körperregion, die insbesondere beim Geschlechtsverkehr so unerträglich wurden, dass sogar die Beziehung zu ihrem Mann in Mitleidenschaft gezogen wurde. Dreimal war die Gebärmutter bereits ausgeschabt worden, doch die Wirkung der Kürettage hielt nie lange an. Deshalb wandte sich die Frau hilfesuchend an die Schamanin.

Unterstützt von ihrem Führungsgeist, einem Adler, öffnete Tina die Aura der Klientin mit einem großen Ritualmesser und griff anschließend in Höhe des Unterleibs hinein, um die Schlange zu entfernen. Danach bat sie den Adler, die Schlange an den Ort in der anderen Welt zu bringen, an den sie gehörte.

Die Schamanin schloss das Energiefeld ihrer Klientin wieder und füllte die durch die Entfernung des Reptils entstandene Lücke mit Heilenergie. Dazu rief sie den Spirit des Tabaks an und fächerte mithilfe einer Feder den Rauch in die Aura.

Danach hörte Tina nichts mehr von ihrer Klientin. Erst Monate später begegnete sie ihr zufällig beim Einkaufen. Wie sie berichtete, hatten sich ihre Beschwerden bereits kurz nach dem Eingriff erheblich verbessert. Und nun sei alles wieder vollkommen in Ordnung. »Vor allem auch die Beziehung zwischen meinem Mann und mir«, fügte sie schmunzelnd hinzu.

… und Würmern

Ich bin immer viel mit dem Auto unterwegs und lege mitunter auch sehr lange Strecken am Stück hinter mich.

Vor Jahren bekam ich die Quittung: anhaltende Schulterschmerzen, kein Wunder bei diesem ewigen Sitzen in einer Position. Sowas muss ja zu Fehlhaltung und Verspannung führen. Dachte ich. Und ließ mir regelmäßig von einer Masseurin die Muskulatur durchwalken.

Was aber nichts half.

Nach langem Zaudern entschloss ich mich schließlich, einen Orthopäden aufzusuchen. Der bestätigte meine Vermutung – Muskelverspannungen – und empfahl mir Elektrotherapie.

Von nun an hieß es zweimal in der Woche an den Reizstrom. Die Behandlungen taten meinen Schultern wirklich gut, die Muskulatur begann sich zu entspannen, die Schmerzen ließen etwas nach … hörten aber nicht ganz auf – obwohl die Stromstärke sukzessive erhöht wurde.

Natürlich wusste auch Christine von meinen Beschwerden. Und als ich trotz wochenlanger Therapie immer noch Schmerzen empfand, fragte sie mich vorsichtig, ob sie nicht doch einmal in meiner Aura nachschauen solle. Ich meine … darauf hätte ich auch selbst kommen können. Aber wie es so ist, vor den eigenen blinden Flecken scheint niemand gefeit, auch ein Schamane nicht. Und während ich noch irgendwas von Muskelverspannungen plapperte, nahm meine Frau bereits Kontakt zu ihrem Führungsgeist auf. Aber ich bitte Sie: Ich und Besetzungen …

Christine hatte bereits zu diesem Zeitpunkt große Heilerfolge bei ihren Klienten zu verzeichen. Aber ein bisschen komisch fand ich es schon, mich von ihr behandeln zu lassen. Andererseits … zu wem sollte ich sonst Vertrauen haben, wenn nicht zu ihr?

Also legte ich mich bäuchlings neben Christine auf den Fußboden in ihrem Behandlungszimmer und sie begann, meine Aura zu scannen. Anschließend nahm ich aus den Augenwinkeln wahr, dass sie mit den Händen wiederholt irgendetwas aus mir herauszog. Irgendwelche kleinen Dinge, so kam es mir jedenfalls vor.

Und ich will auch gar nicht groß drum herumreden: Nach Beendigung der Prozedur teilte mir Christine mit, dass sie in meiner Aura Würmer wahrgenommen und entfernt hatte … also jetzt nicht so Riesendinger, eher kleine Maden.

»Hast du vielleicht auch eine Ahnung, wo die herkommen können?«, erkundigte ich mich.

»Meinem Eindruck nach hat es in erster Linie mit deinen beruflichen Belastungen zu tun«, antwortete Christine. »Dadurch ist die Aura so geschwächt worden, dass sich die Würmchen darin festsetzen konnten.«

Und sie hatte ja vollkommen recht: Äußerlich betrachtet hatte zwar mein vieles Autofahren zu den Schulterschmerzen geführt, dazu wäre es aber wahrscheinlich nicht gekommen, wenn ich nicht tatsächlich zu der Zeit gerade wieder einmal insgesamt unter großem Stress gestanden hätte: hier ein Seminar, dort ein Workshop, Klientengespräche, dazwischen die viele Büroarbeit, hoher Termindruck, ständige Eile. Ich hatte tatsächlich mal wieder viel zu wenig auf die Bedürfnisse meines Körpers und meiner Seele geachtet.

Aber was soll ich sagen: Sofort nach der Entfernung der energetischen Eindringlinge aus meiner Aura begannen die Beschwerden nachzulassen. Wobei ich hinzufügen möchte, dass ich mich in den folgenden Wochen und Monaten konsequent mehr um mich gekümmert und mir auch die Ruhe und Muße gegönnt habe, die nötig sind, um die Stabilität des Geist-Körpers zu gewährleisten. Aber trotzdem. Die Wirkung von Christines Eingriff war schon verblüffend. (Oder darf ich mich als »Mann vom Fach« vielleicht nicht über einen solchen Erfolg freuen?) Und was das Tollste ist: Obwohl ich auch heute noch viel und lange Auto fahre, sind meine Schulterschmerzen – klopf auf Holz! – bis jetzt nicht wieder aufgetreten.

Die Axt in der Schulter

Auch Hans litt unter starken Schmerzen in der Schulter, seit Jahren schon, wie er mir während eines Workshops mitteilte, in dessen Verlauf ich unter anderem über meine Besetzung durch die Maden berichtet hatte.

»Meinst du, dass es sich bei mir auch um so etwas handeln könnte«, fragte er mich in einer Pause. »Ich war schon bei allen möglichen Ärzten, aber keiner war langfristig in der Lage, mir zu helfen. Heute nehme ich Schmerztabletten, wenn es allzu sehr weh tut. Aber eine Lösung ist das natürlich nicht. Also, was denkst du: ob bei mir wohl auch eine Besetzung vorliegt wie bei dir damals?«

»Na ja, auszuschließen ist das nie«, antwortete ich. »Dafür würde vor allem sprechen, dass du diese Schmerzen schon so lange hast. Und wenn definitiv keine organischen Ursachen vorliegen ...«

Ich empfahl Hans, sich das Thema nach der Pause von Lena, seiner Übungs- und Lernpartnerin, näher anschauen zu lassen. Ihr gelang es dann tatsächlich, den energetischen Übeltäter ausfindig zu machen und zu beseitigen, wie sie mir ein paar Tage später telefonisch mitteilte. Hier ihr Bericht, den ich versuche so wortgetreu wie möglich wiederzugeben:

»Wie du es uns beigebracht hast, habe ich mich als Erstes mit meinem Führungsgeist, dem Bären, verbunden.

Und sobald ich neben Hans auf dem Boden lag, merkte ich schon, dass irgendetwas in seiner rechten Schulter steckte, was da nicht hingehörte. Was es war, konnte ich anfänglich allerdings noch nicht feststellen. Irgendeine Ausbuchtung jedenfalls. Hans lag zu der Zeit aber auch noch auf dem Rücken. Also bat ich ihn, sich umzudrehen, damit meine zweite Wahrnehmung besser zum Tragen kommen konnte. Dann setzte ich mich aufrecht neben ihn und hielt die Hand über seine Schulter. Da war etwas, ganz klar. Ob es sich aber um irgendein Tier handelte oder um einen Gegenstand, hätte ich nicht sagen können. Als ich dann noch mal tiefer in die zweite Wahrnehmung reinging, wusste ich plötzlich Bescheid: Da saß eine Axt!«

Lena atmete einmal tief durch und sprach dann weiter:

»Ich bat den Bären, mir beim Herausziehen der Axt aus der Schulter von Hans behilflich zu sein. Und ich spürte seine Tatzen auch ganz deutlich über meinen Händen, so gut war ich mit meinem Führungsgeist verbunden. Aber irgendwie bekam ich die Axt trotzdem nicht aus der Aura heraus. Es war, als wäre da irgendeine Sperre, die es unmöglich machte. Jedenfalls wollte und wollte es nicht klappen. Mit einem Mal sagte der Bär zu mir: ›Sieht ganz so aus, als stünde Hans unter dem Einfluss eines Fluches, der auf ihm lastet und die Entfernung der Axt verhindert. Deshalb kommen wir nicht an sie heran: Sie wird von der Person, die Hans verflucht hat, energetisch festgehalten und vor unserem Zugriff geschützt.‹

›Und was kann man da tun?‹, fragte ich.

›Wir müssen die Energie bis zum Verursacher zurückverfolgen‹, antwortete der Bär. ›Setz dich ganz ruhig hin, schau dir die Axt genau an und gehe der Verbindung, in der sie mit dem Urheber des Fluchs steht, nach.‹

Also konzentrierte ich mich, betrachtete in der zweiten Wahrnehmung die Axt und sah dann vor meinem geistigen Auge eine Energie von Hans wegfließen. Dieser Energie folgte ich. Und am Ende nahm ich eine mollige blonde Frau wahr, die sich eine Sonnenbrille in die Haare gesteckt hatte. Das ist mir seltsamerweise besonders aufgefallen: dass ihr Gesicht dadurch irgendwie noch voller wirkte. Die Frau trug eine graue Leggins und darüber eine weite Bluse, die ihr bis über die Oberschenkel fiel, als wollte sie ihre Figur darunter verstecken. Diesen Eindruck hatte ich jedenfalls. Und ich dachte bei mir: Aha, von dir geht also die Energie aus, die Hans das Leben so schwer macht. Die Axt kam mir vor wie eine Verlängerung des rechten Armes der Frau.

Dann tauchten weitere Bilder vor meinem inneren Auge auf: Hans, eine blutende Wunde an seiner Schulter, in der die Axt steckte, ganz tief. Plötzlich hatte ich das Bedürfnis, mit ihm zu sprechen. Danach würden der Bär und ich bestimmt wissen, wie wir die Axt entfernen konnten.

Ich öffnete die Augen und bat Hans, sich ebenfalls aufzusetzen. Dann begann ich ihm von meinen Wahrnehmungen zu erzählen. Und während ich ihm die Frau, die ich gesehen hatte, genau beschrieb, wich die Farbe aus seinem Gesicht. Leichenblass wurde er.

›Meine Ex!‹, murmelte er dann. ›Das hätte ich nie gedacht! Wir sind doch schon seit sechs Jahren geschieden.‹

›Habt ihr euch viel gestritten?‹, fragte ich.

›Und ob‹, sagte Hans. ›Vor allem in der letzten Zeit, als ich öfter von Trennung sprach. Sie wollte das auf jeden Fall verhindern und koste es was es wolle an unserer Ehe festhalten, obwohl sie schon lange nicht mehr richtig funktionierte.‹

Ich hatte jetzt zwar das Gefühl, auf der richtigen Spur zu sein, aber normale Ehestreitigkeiten allein konnten die Wahrnehmungen, die ich gehabt hatte, nicht erklären. Da musste noch mehr sein.

Deshalb fragte ich Hans: ›Ist es bei euren Auseinandersetzungen eventuell einmal zu einem besonderen Vorfall gekommen, zur Anwendung von Gewalt vielleicht?‹

›Nein, nie. Wir haben uns immer nur verbal gefetzt. Das aber ordentlich, kann ich dir sagen!‹

›Und …?‹

›Na ja, wenn ich jetzt so darüber nachdenke: Bei unserem letzten Streit, da ist es irgendwie eskaliert …‹

›Wie genau?‹

›Ich hab ihr klipp und klar gesagt, dass Schluss ist. Dass ich nicht länger mit mir reden lasse. Und dass sie sich auf den Kopf stellen kann … Ich hätte die Scheidung schon eingereicht, was übrigens auch stimmte. Aber da hättest du sie mal hören sollen! Total ausgeflippt ist sie. Hat sich gar nicht mehr eingekriegt.‹

›Was hat sie genau gesagt? Erinnerst du dich noch?‹

›Och, alles Mögliche, jedes Schimpfwort, das du dir nur vorstellen könntest, hat sie mir an den Kopf geworfen. Und dann, ich weiß noch, dass mir das in dem Moment irgendwie komisch vorgekommen ist, dann …‹ Hans verstummte.

›Ja?‹

›Dann wurde sie plötzlich viel ruhiger und sagte: Dafür verfluche ich dich! Wenn du es wirklich wagst, mich zu verlassen, sollst du leiden bis an dein Lebensende. Das hat sie dann sogar noch einmal wiederholt. So etwas hatte sie vorher nie von sich gegeben. Und sie hörte sich dabei auch irgendwie anders an als sonst, kontrollierter, könnte man vielleicht sagen.‹

Hans war jetzt sehr nachdenklich geworden, beinahe so, als sei auch ihm inzwischen ein Licht aufgegangen. Nach einer Weile fügte er hinzu: »So ungefähr lief die letzte Begegnung, die wir nicht vor dem Familiengericht hatten. Und seither ist glücklicherweise Funkstille.‹

Ich erklärte ihm, dass ich jetzt bei meinem Geistführer Rücksprache halten würde, um in Erfahrung zu bringen, was ich gegen die Axt in seiner Schulter unternehmen konnte.

Der Bär gab mir ein Ritual der Aussöhnung und des Verzeihens ein, das Hans zunächst für sich allein durchführen sollte; in der folgenden Sitzung würden wir die ungesunde Verbindung mit seiner Ex lösen, die ihn verflucht hatte, und auch die Axt aus seiner Aura entfernen können.

Von den Ablösungsritualen, die wir für sie machen, erfahren unsere Klienten in aller Regel nichts; aber natürlich sieht es anders aus, wenn der Führungsgeist ausdrücklich verlangt, dass der Klient es selbst durchführt, dann muss er schließlich genau wissen, was er zu tun hat.

Also fragte ich Hans, ob er bereit sei, sich rituell mit seiner Ex auszusöhnen und ihr zu verzeihen, um Heilung zu erfahren.

Er sagte ja und ich erklärte ihm, wie er vorzugehen hatte.

Nachdem er das Ritual zu Hause durchgeführt hatte, trafen wir uns wieder. Diesmal gelang es mir mit der Unterstützung meines Bären völlig problemlos, die Axt zu entfernen. Daraufhin ließen seine Schulterbeschwerden schnell nach – und soweit ich weiß, sind sie bislang auch nicht wieder aufgetaucht.« Das konnte ich aufgrund eines vorherigen Gesprächs mit Hans bestätigen. Ich gratulierte Lena zu ihrem Erfolg und beendete das Telefonat.

Nicht jeder Pfeil stammt von Amor

Meine Schülerin Monika berichtet von einem ähnlichen Fall. Beim Aurascannen hatte sie im Rücken ihrer Klientin Evelyn einen Pfeil entdeckt und ihn mithilfe ihres Führungsgeistes aus der Aura entfernt.

Während dieser Arbeit bekam sie plötzlich den Eindruck, dass der Pfeil etwas mit Evelyns Bruder zu tun haben könnte. Sollte er ihr schlechte Gedanken geschickt und damit die Rückenschmerzen hervorgerufen haben, die der Klientin zu schaffen machten?

Evelyn bestätigte, dass sie sich wenige Wochen zuvor mit ihrem Bruder gestritten hatte. Er sei vier Jahre älter als sie und würde ständig versuchen, sie zu bevormunden, was ihr schrecklich auf die Nerven gehe. Manchmal fühle sie sich direkt wieder in ihre Kindheit zurückversetzt, als Jakob ihr immer vorgeschrieben habe, was sie zu tun oder zu lassen habe. Genau darum sei es auch in dem Streit kürzlich gegangen. Da habe Jakob ihr auch wieder ungefragt irgendwelche Ratschläge erteilt und ihr sei der Kragen geplatzt. »Ein für alle Mal«, habe sie ihn angeschrien, »ich verbitte mir das. Leb du dein Leben und ich lebe meines. Aber halt dich raus! Du hast mir nichts mehr zu befehlen.«

Daraufhin sei ihr großer Bruder sehr zornig geworden, das habe sie ihm deutlich angesehen, gesagt aber habe er nichts. Er habe ihr nur einen extrem bösen Blick zugeworfen und sich dann abgewandt. Doch von diesem Moment an leide sie unter Rückenschmerzen.

Unter Anleitung ihres Führungsgeistes war es Monika gelungen, den Pfeil in Evelyns Rücken zu finden und ihn energetisch bis zu ihrem Bruder zurückzuverfolgen. Dessen böser Blick saß buchstäblich tief. Als energetischer Pfeil war er für ihre Rückenschmerzen verantwortlich. Diese verschwanden, nachdem Monika den Eindringling mithilfe ihres Führungsgeistes entfernt hatte.

Andrea und Angelika

Andrea war Anfang fünfzig, hatte einen anspruchsvollen Beruf und litt schon seit einigen Jahren unter leichten Herzrhythmusstörungen, die sich vor allem in Stresssituationen bemerkbar machten.

Als sie einen Workshop bei uns besuchte, nutzte sie deshalb die Gelegenheit und bat Angelika, die Schamanin, die mit ihr arbeitete, nach den Ursachen dieser Beschwerden zu suchen.

Und tatsächlich: Als Angelika Andreas Aura scannte, entdeckte sie ein Messer in ihrem Herzen. Während sie es mithilfe ihres Führungsgeistes entfernte, gewann sie den Eindruck, dass dieses Messer nichts mit beruflichem Stress zu tun hatte, wie man hätte vermuten können.

Angelika ließ sich intuitiv von der Energie leiten, die das Messer ausstrahlte, und sah vor ihrem inneren Auge eine Situation, in der sich Andrea, noch viel jünger als derzeit, vielleicht Anfang, Mitte zwanzig, mit einem ebenfalls jungen Mann stritt, der traurig wirkte, aber zugleich auch irgendwie rachsüchtig. Das muss der Urheber des Messers sein, vermutete Angelika.

Als sie Andrea darauf ansprach und ihr die Szene beschrieb, die sie gesehen hatte, bestätigte sie, dass es sich um ihren damaligen Freund handele, mit dem sie schon sehr früh zusammengewohnt habe. Richtig verliebt aber sei sie eigentlich nie in ihn gewesen, es sei ihr eher darum gegangen, von zu Hause ausziehen zu können. Und so kam es, wie es hatte kommen müssen: Nach ein paar Jahren lernte Andrea einen anderen Mann kennen, den sie schließlich auch heiratete.

»Und wie hat dein Ex reagiert, als du ihn verlassen hast?«, fragte Angelika.

»Er war schrecklich traurig.«

»Nur traurig?«, hakte die Schamanin nach.

»Na ja«, antwortete Andrea. »Er war eher so ein stilles Wasser, ein introvertierter Typ, von dem man nie genau sagen konnte, was er in der Tiefe seines Herzens fühlte.«

»Könntest du dir vorstellen, dass er auch Rachegedanken hegte, als du ihn verlassen hast?«

»Auszuschließen ist es, glaube ich, nicht«, gab Andrea nach einer Weile zu.

Die Trennung lag zum damaligen Zeitpunkt neunundzwanzig Jahre zurück. Und Andrea war fassungslos, als sie sich vorzustellen versuchte, dass ein Ereignis, das so lange vorbei war, ihr Leben auch heute noch überschatten könnte.

»Was für ein Glück«, sagte sie zu Angelika, »dass du das Messer in meinem Herzen hast entfernen können. Ich bin nämlich auch mit dem Mann, den ich dann geheiratet habe, nicht wirklich glücklich geworden. Bis heute nicht. Und ich habe keine Ahnung, woran das liegt. Eigentlich stimmt alles zwischen uns, und trotzdem …«

Ihr Führungsgeist hatte Angelika auf die richtige Fährte geleitet. Das Messer im Herz belastete Andrea nicht nur organisch (in Form der Herzrhythmusstörungen), sondern wirkte sich auch auf ihre Ehe negativ aus. Und die Operation, die Angelika durchführte, brachte auf beiden Gebieten die erhoffte Besserung.

Was es auch sein mag, was wir in der Aura eines Klienten finden, ein lebender Tierspirit oder irgendein Gegenstand: Der Drehund Angelpunkt ist immer die enge Zusammenarbeit mit unserem Führungsgeist. Nur Lösungen, die aus dieser Kooperation entstehen, sind wirklich geeignet, den Klienten effektiv zu helfen.

An dieser Stelle möchte ich Ihnen noch einen wichtigen Hinweis für Ihre künftige Praxis mit auf den Weg geben: Wenn Sie in der Aura eines Klienten etwas ausmachen, was dort nicht hingehört, müssen Sie unbedingt darauf achten, dass Sie es ihm so mitteilen, dass er nicht selbst Gefühlen wie Hass, Wut oder Rachsucht anheimfällt. Vor allem müssen Sie verhindern, dass er in Gefahr gerät, negative Gedanken gleich welcher Art an den Verursacher zurückzuschicken. Dies gilt insbesondere für Verfluchungen.

Ungesunde Bindungen

Eine andere Form der Besessenheit zeigt sich häufig in Form von Fesseln aller Art und resultiert aus Themen, die den Betreffenden einengen oder ihn gefangen nehmen.

Letztlich sind die Ursachen meistens in den zwischenmenschlichen Beziehungen des Klienten zu finden, mitunter aber muss man schon sehr genau hinsehen: So kann es zum Beispiel durchaus sein, dass sich jemand, der von einem anderen reich beschenkt wird, zu Dankbarkeit verpflichtet – und dadurch eingeengt fühlt.

Während der Auradiagnose in der zweiten Wahrnehmung bemerkte Karin bei Sabine einen mittelalterlich anmutenden Brustpanzer. Die angehende Schamanin war völlig perplex, so etwas hatte sie noch nie gesehen. Denn in ihrer bisherigen Ausbildung hatten wir uns zwar schon mit tierischen und gegenständlichen Eindringlingen beschäftigt, nicht aber mit dieser Form von Besetzung.

Karin war mit ihrem Führungsgeist verbunden, einem mittelalterlichen Heiler, konnte sich im Moment aber trotzdem noch keinen Reim auf den Brustpanzer machen. Ihre Arbeit wurde auch dadurch nicht leichter, dass Sabine im Vorgespräch nur gesagt hatte: »Bestimmte Probleme oder Beschwerden hab ich gar nicht. Lass uns doch einfach die Übung machen und mal schauen, was passiert.«

Karin hatte also keinerlei Hinweise, denen sie nachgehen konnte, und war ziemlich ratlos. So ratlos sogar, dass sie vorübergehend die Verbindung zu ihrem Führungsgeist verlor. Später erzählte sie uns:

»Ich musste mich also nochmals ruhig hinsetzen. Sabine erzählte ich nur, dass ich mich nicht richtig hätte konzentrieren können, und bat sie, still liegen zu bleiben.«

Karin verband sich erneut mit ihrem Führungsgeist, um den Brustpanzer nach seinen Angaben zu entfernen. Doch der mittelalterliche Heiler weigerte sich. »Klär zuerst mit Sabine ab, ob sie ihn wirklich loswerden möchte«, forderte er die Schamanin auf.

Nun war Karin ein weiteres Mal perplex, ging sie doch fest davon aus, dass jeder Fremdkörper, den sie in einer Aura entdeckt hatte, entfernt werden müsse. Auf eine entsprechende Nachfrage antwortete ihr Führungsgeist: »Doch, sprich erst mal mit Sabine. Danach sehen wir weiter.«

Die Schamanin fügte sich und bat Sabine, sich aufzusetzen. Dann erzählte sie ihr von dem Brustpanzer, den sie in ihrer Aura wahrgenommen hatte.

Auch Sabine war verwirrt und konnte sich das Phänomen nicht erklären. »Magst du nicht einmal nachsehen, wo der herkommen kann? Ich hab nämlich nicht die geringste Idee.« Die Schamanin konzentrierte sich neuerlich auf ihren Führungsgeist und bat ihn, ihr zu offenbaren, was es mit dem Panzer auf sich hatte, der eng wie ein Mieder um Sabines Brust lag und sie vollkommen einengte. Nach einer Weile hatte Karin eine Vision.

Sie sah Sabine als Kind. Das Mädchen war beim Spielen. Aber vollkommen allein. Den anderen Kindern, die sich in ihrer Nähe aufhielten, schien sie sich nur zuzuwenden, wenn sie sich vollkommen sicher fühlte. Und es sah ganz so aus, als würde sie auf den Kontakt am liebsten völlig verzichten.

In ihrer nächsten Vision sah Karin Sabine als Jugendliche. Die Situation war im Grunde ähnlich, die anderen amüsierten sich, Sabine sonderte sich ab und wirkte wie eine unbeteiligte Beobachterin.

Und wieder wechselte die Szene. Sabine war jetzt noch etwas älter und hatte ihren ersten Freund. Doch auch diesem öffnete sie sich nicht. Vor ihrem inneren Auge sah Karin deutlich, wie der junge Mann in der Ferne verschwand und Sabine allein zurückließ.

In der nächsten Episode, die Karin aus Sabines Leben sah, begegnete sie einem Mann, der versuchte, mit ihr ins Gespräch zu kommen. Doch sie drehte sich einfach wortlos um und ließ ihn stehen.

Allmählich begann Karin ein Muster zu erkennen.

Ihr Führungsgeist erklärte: »Es handelt sich um einen Panzer der Liebe.«

»Aber wie kann Liebe ein Panzer sein?«, fragte die Schamanin.

Statt einer Antwort gab ihr der Führungsgeist eine weitere Szene ein.

Wieder sah Karin Sabine als kleines Kind. Doch diesmal saß das Mädchen auf dem Schoß ihres Vaters. Auf den ersten Blick war es ein Bild der vollkommenen Liebe. Sabine schien mit ihrem Vater sehr, sehr glücklich zu sein. Irgendwie aber ging von dieser Vision zugleich auch ein Gefühl der Missstimmung aus.

Und plötzlich stand Karin die Lösung des Rätsels in aller Deutlichkeit vor Augen: Die Liebe des Vaters zu seiner Tochter war dermaßen vereinnahmend und besitzergreifend gewesen, dass sie die Bewegungsfähigkeit des Kindes in jeder Hinsicht einschränkte. Sabine wurde davon buchstäblich eingeschnürt – daher der Brustpanzer!

Jetzt begriff die Schamanin auch, warum Sabine sich nicht auf andere Menschen einlassen konnte und speziell Männer schnell zurückwies. Es war der Vater in ihr, der jeden »Nebenbuhler« kurzerhand verbiss.

Ihr Führungsgeist erläuterte ihr, dass diese überschwängliche Vaterliebe gleichzeitig etwas Eklusivität Einforderndes und dadurch beinahe Übergriffiges an sich hatte. Der Mann wachte eifersüchtig darüber, dass nur er allein in den Genuss der Zuneigung seiner Tochter kam. Als Kind hatte Sabine dies offenbar gespürt und war dem unausgesprochenen Verlangen des Vaters nachgekommen. Deshalb hielt sie sich von anderen Menschen fern. Und daran änderte sich auch nichts, als sie zur erwachsenen jungen Frau herangereift war. Jetzt waren es die Männer, mögliche Lebenspartner, die sie sich vom Leibe hielt. Als Karin ihre Eindrücke vorsichtig in Worte fasste, kamen Sabine die Tränen.

»Ja, das stimmt«, sagte sie. »Mein Vater und ich haben uns immer über alles geliebt. Leider ist er aber früh gestorben, als ich noch ein junges Mädchen war, und ich bin bis heute nicht richtig über seinen Tod hinweggekommen.«

»Und wie sieht es mit Männerbekanntschaften bei dir aus?«

»Ein paar Beziehungen hatte ich schon, aber nichts Verbindliches. Das ist immer irgendwie an der Oberfläche geblieben. Jedenfalls habe ich mich bislang noch auf keinen Mann so eingelassen, dass was Festes daraus werden konnte. Mit dem Ergebnis, dass ich heute immer noch Single bin – und das mit Mitte dreißig! Aber den Richtigen hab ich bis jetzt halt noch nicht gefunden.«

»Weißt du, Sabine, dieser Brustpanzer, den ich bei dir wahrgenommen habe …«, setzte Karin an.

»Ja, was ist mit dem?«

»Ich glaube, dass er von deinem Vater stammt. Er hat dich wirklich sehr geliebt … fast ein bisschen zu sehr, möchte ich sagen. Und dich hat diese Liebe unbewusst so eingeengt, dass du keinen anderen Menschen näher an dich herangelassen hast. Bis heute nicht.«

Sabine schien diese Erklärung sofort einzuleuchten. Und auf Karins Frage, ob sie ihr den Panzer der Liebe jetzt entfernen solle, antwortete sie mit einem klaren »Ja, bitte!« – ergänzt um einen kleinen Seufzer der Hoffnung: »Vielleicht finde ich dann ja sogar endlich den Mann fürs Leben.«

Die Schamanin verband sich erneut intensiver mit ihrem Führungsgeist und lockerte zunächst mithilfe ihrer Rassel Sabines Aura, vor allem im Brustbereich. Dafür bat sie die junge Frau, sich auf einen Stuhl zu setzen, damit sie von allen Seiten gut an sie herankam.

Über die weitere Arbeit berichtete Karin später: »Ich habe genau gespürt, wie mir mein Führungsgeist beim Rasseln die Hand geführt hat. Nicht einmal den Rhythmus konnte ich selbst bestimmen, jedenfalls kam es mir so vor. Meine Hände waren total locker und wurden von meinem mittelalterlichen Heiler mal in die eine und mal in die andere Richtung gelenkt, mal wild, dann wieder sehr sanft. Es war wirklich wie eine Lockerungsübung für Sabines Aura.«

Anschließend griff Karin zu ihrem Ritualmesser und schnitt die Lederriemen, mit denen der Panzer an Sabines Oberkörper befestigt war, mit ein paar beherzten Schnitten durch. Dann nahm sie ihn ab.

In der zweiten Wahrnehmung bat sie ihren Führungsgeist, ihr bei der Entsorgung des Panzers behilflich zu sein. Aus der Ritualkerze, die während der gesamten Arbeit gebrannt hatte, schien plötzlich ein großes Feuer zu werden, in dem Karin den Anweisungen ihres mittelalterlichen Heilers folgend den Panzer versenkte. Bald war er verschwunden.

Anschließend führte die Schamanin Sabine reine Energie zu, um damit die Lücke aufzufüllen, die durch die Entfernung des Brustpanzers entstanden war. Dazu zündete sie Salbei an und fächerte den Rauch in Sabines Aura.

Bei der Nachbesprechung zwei Monate später bestätigte Sabine, sie fühle sich jetzt bedeutend freier, ja, sie würde direkt spüren, dass nichts mehr sie unnötig einenge. Und einen netten jungen Mann habe sie vor drei Wochen auch kennengelernt …

Gefesselt von der Ex

Der neunundvierzigjährige Günther litt schon seit geraumer Zeit unter Besenreisern und beginnenden Krampfadern am den Füßen, insbesondere am rechten, der an heißen Tagen oft auch unangenehm anschwoll. Auf die Frage nach der Ursache hatte sein Arzt nur mit der Schulter gezuckt und gesagt:

»Na ja, das Alter … Eine gewisse Veranlagung … Damit müssen Sie sich abfinden. Wenn's schlimmer wird, sehen wir weiter.«

Damit wollte es Günther nicht bewenden lassen; und als in seiner schamanischen Ausbildungsgruppe mit Besetzungen gearbeitet wurde, bat er seine Lernpartnerin Eva, doch mal nachzuschauen, was da los sein könnte.

Als Eva energetisch Günthers Körper scannte, bemerkte sie in Höhe des rechten Fußknöchels eine Verhärtung seiner Aura. Dann setzte sie sich neben ihn, verband sich mit ihrem Führungsgeist und ging in die zweite Wahrnehmung.

Anfänglich zeigte sich nur ein ungestalter Wulst, der jedoch, als Eva geduldig in ihrer Konzentration blieb, eine deutlich erkennbare Form annahm, so unwahrscheinlich es ihr im ersten Moment auch vorkam:

Günther trug einen Eisenring um den Knöchel, der mit einer kurzen Kette verbunden war, an deren Ende sich eine schwere schwarze Eisenkugel befand. Mit einer solchen Fußfessel wurden früher Gefangene an der Flucht gehindert.

Unter Anleitung ihres Führungsgeistes entfernte Eva die Fessel. Dazu nahm sie eine Feder und stellte sich vor, sie wäre ein glühendes Schwert. Mit einem entschiedenen Hieb durchtrennte sie den Eisenring um Günthers Fußgelenk. Und der Rest war energetisch ein Kinderspiel.

In Dankbarkeit trennte sich die Schamanin von ihrem Führungsgeist und beendete damit das Ritual. Anschließend berichtete sie ihrem Lernpartner von der Fußfessel, die sie wahrgenommen und entfernt hatte.

»Aber das gibt's doch nicht«, flüsterte Günther bass erstaunt.

»Was meinst du?«

»Weißt du, dieses Bild … das Bild von der Fußfessel … das kommt mir so vertraut vor.« Und dann begann Günther zu erzählen:

Kaum war er volljährig geworden, hatte er seine Jugendliebe geheiratet. Und bis zu seinem vierzigsten Lebensjahr in einer Beziehung gelebt, in der er sich zunehmend eingeengt und unfrei fühlte. »Das war so ein Gefühl … weißt du, man hat ja so Bilder im Kopf … Richtig in Worte hätte ich es damals wahrscheinlich nicht fassen können, aber irgendwie war es mir immer so, als wäre mir meine Frau … also meine Ex … ein Klotz am Bein. Weißt du, sie war so unselbstständig, hat nie eine Entscheidung getroffen, hat sich immer auf mich verlassen, in allen Angelegenheiten. Eifersüchtig war sie auch. Und jetzt kommst du und sprichst von dieser Fußfessel … genau so habe ich es damals empfunden, tief in meinem Inneren. Aber das ist doch nun schon so lange her! Schließlich sind wir bereits seit gut neun Jahren geschieden. Dass sich das energetisch auch heute noch auswirken soll?! Kann eigentlich nur daran liegen, dass die erste Beziehung immer einen besonders tiefen Eindruck hinterlässt. Denn schließlich bin ich jetzt schon lange wieder verheiratet. Und sehr glücklich!«

Diese Sitzung hatte im Frühjahr stattgefunden. Ein halbes Jahr später, kamen Eva und Günther in ein weiteres Ausbildungsmodul. »Und, was macht dein Fuß?«, fragte ich Günther.

»Es ist wie ein Wunder«, antwortete er. »Der Sommer war ja ziemlich warm, und ich hab ständig damit gerechnet, dass der Fuß wieder anschwillt wie in den Jahren zuvor. Aber nein. Und vielleicht bilde ich mir das ja auch nur ein, aber ich habe sogar den Eindruck, dass sich meine Besenreiser ein bisschen verbessert haben.

Weißt du, Kurt, ich hab in der Zwischenzeit oft an diese Fußfessel denken müssen, die Eva damals aus meiner Aura entfernt hat. Weil ich mich ja immer gefragt habe, wie es dazu kommen konnte, dass meine erste Ehe auch noch so viele Jahre später ihre Spuren in meinem Energiefeld hinterlassen und mich noch dermaßen lange beeinträchtigt hat. Da ist mir eingefallen: In unserer ersten Verliebtheit sind wir immer gern im Wald spazieren gegangen. Und bei so einem Spaziergang haben wir uns einmal ewige Liebe geschworen. Um diesen Schwur zu besiegeln, habe ich zwei Herzen in einen Baumstamm geritzt – mit unseren Initialen. Letztlich aber musste ich meinen Schwur brechen – und daraus ist dann wohl diese Fußfessel entstanden. Anders kann ich es mir nicht erklären.«

Ihr OP-Besteck

Bei der spirituellen Heilung von Beschwerden geht es also, wie wir gesehen haben, immer darum, den sie verursachenden Spirit in enger Zusammenarbeit mit dem Führungsgeist des Schamanen aus der Aura des Klienten zu entfernen.

Dazu bedient man sich verschiedener ritueller Hilfsinstrumente, die diesem – und nur diesem! – Zweck dienen.

Sie zu finden und für die Aurachirurgie zu weihen ist ein spiritueller Akt von großer Bedeutung, denn in der geistigen Welt ist die Ausrüstung eines Operateurs nicht weniger entscheidend als in der materiellen. Ein stumpfes Skalpell wird nie etwas taugen.

Bei der Aurachirurgie werden Sie auf längere Sicht wahrscheinlich nicht ohne ein Ritualmesser auskommen. Deshalb möchte ich an diesem Beispiel zeigen, wie Sie es für diesen bestimmten Zweck vorbereiten.

Wie alle von Menschenhand erschaffenen Gegenstände sind, schamanisch betrachtet, natürlich auch Messer beseelt. Theoretisch können Sie also jedes x-beliebige nehmen. Wenn Sie jedoch auf Nummer sicher gehen wollen, fragen Sie Ihren Führungsgeist, ob er Ihnen bei der Entscheidung nicht behilflich sein möchte.

Dann bitten Sie ihn, einen Hilfsgeist für Sie zu finden, der das Messer, auf das die Wahl gefallen ist, vitalisiert und zum Spezialisten für die Entfernung von Besetzungen macht.

Bitten Sie beide Geister, Ihnen künftig bei allen Geistoperationen, die Sie durchführen, beizustehen.

Auf diese Weise genießen Sie bei der Arbeit doppelten Schutz, und den werden Sie brauchen. Denn bei einer Geistoperation besteht immer die Gefahr, dass die krank machende Energie, der böse Geist, vom Klienten auf den Schamanen übergeht.

Oft gibt einem der Führungsgeist während eines aurachirurgischen Eingriffs auch Rituale ein, bei denen es darum geht, die energetische Besetzung des Klienten materiell »abzubilden«, um sie entfernen zu können. (Dieser Vorgang wird als Übertragung bezeichnet.)

Deshalb gehören auch Dinge, die sich erfahrungsgemäß häufig als energetische Eindringlinge erweisen, zu den schamanischen Ritualgegenständen, Pfeil- oder Speerspitzen etwa, aber auch tote Tiere wie getrocknete Käfer, Spinnen, Würmer, Maden.

Hier ein Beispiel für eine solche Übertragung: Angenommen, Sie haben im Herzen eines Klienten eine Pfeilspitze wahrgenommen, die Sie entfernen möchten.

Um nun Ihre Konzentration, aber auch die spirituelle Kraft, die Sie aufwenden müssen, zu verstärken, können Sie sich eines materiellen Abbildes der in die Aura eingedrungenen Fremdenergie bedienen, in diesem Fall einer Pfeilspitze. Diese legen Sie Ihrem Klienten auf die Brust.

Rituell übertragen Sie dann die Energie der immateriellen auf die materielle Pfeilspitze. Und während Sie die eine in der zweiten Wahrnehmung spirituell herausziehen, bewegen Sie die andere in der physischen Wirklichkeit. Die Einbeziehung beider Ebenen der Realität wird Ihnen helfen, Ihr Ziel zu erreichen: die effektive Entfernung des energetischen Eindringlings aus der Aura Ihres Klienten.

Ein Huhn, ein Huhn!

In indigenen schamanischen Kulturen werden Krankheiten häufig auch auf lebende Tiere übertragen.

In einem kleinen nepalesischen Bergdorf durfte ich einer solchen Zeremonie einmal beiwohnen.

Die Familien leben dort auf engstem Raum in kleinen Lehmhütten von etwa zwanzig Quadratmetern Wohnfläche zusammen. Und deshalb wunderte es mich nicht, dass das Heilritual nicht drinnen stattfand, sondern vor der Hütte.

Als wir eintrafen, hatte sich bereits die ganze Familie nebst einigen Nachbarn im Hof versammelt.

Auch die vier Schamanen, die die Zeremonie durchführen würden, waren bereits anwesend; auf den Boden hatten sie zuvor mit weißem Kalk ein Mandala gezeichnet. Sie trugen ihre Ritualgewänder und begannen leise zu trommeln.

Der Kranke, ein Mann mittleren Alters, saß in ihrer Mitte. Und bevor Sie sich fragen, woran er litt, sage ich es lieber gleich: Ich habe es nicht herausbekommen und kann nur sagen, dass er stark schwitzte, obwohl wir schon späten Nachmittag hatten und es recht kühl war.

Die Schamanen trommelten – zeitweilig auch direkt über dem Körper des Kranken – und sangen. Einer von ihnen hielt ein Huhn in der Hand, mit dem er wiederholt auf den Mann in ihrer Mitte deutete.

Nach einer Weile begannen sie sowohl den Kranken als auch das Huhn mit Reiskörnern zu bewerfen. Dabei gingen ihre Blicke immer wieder zwischen Mensch und Geflügel hin und her. Mit Gesten wiesen die Schamanen erst auf den Kranken, dann auf das Huhn. Sie sprachen auch, aber ich verstand natürlich nicht, was sie sagten. Doch dann veränderte sich der Tonfall, den sie anschlugen, und intuitiv wurde mir klar, dass es jetzt Befehle waren, die sie von sich gaben, dass sie dem Geist der Krankheit, der von dem Mann Besitz ergriffen hatte, befahlen, ihn zu verlassen und auf das Huhn überzugehen.

Singen, Trommeln, die Gestik, der Befehlston: Immer deutlicher wurde, dass die Schamanen die Energie der Krankheit von dem Mann wegtrieben und sie auf das Tier lenkten.

Insgesamt ging das etwa eine halbe Stunde lang so.

Anschließend nahmen zwei der Schamanen das Huhn an sich und verließen in Begleitung dreier Dorfbewohner den Hof. Christine und ich durften ihnen folgen. Alle anderen blieben bei dem Kranken.

Nach einigen Minuten erreichten wir ein Wäldchen. Dort schauten sich die beiden Schamanen eine Weile um, dann deutete einer von ihnen auf einen großen Stein. Für die begleitenden Helfer aus dem Dorf schien das das Zeichen zu sein, den Stein zu reinigen und einen Altar aus ihm zu machen. Reiskörner wurden darauf verstreut und Räucherstäbchen entzündet.

Die beiden Schamanen begannen wieder zu singen und zu trommeln. Minutenlang. Und dann ging plötzlich alles rasend schnell: Mit wenigen Handgriffen wurde dem Huhn die Kehle durchgeschnitten und das Blut auf dem Altar verspritzt.

Das Huhn musste sterben, damit auch der böse, krank machende Geist seinen Weg in die andere Welt antreten konnte. Der Kopf blieb im Wald, mit dem Rest des Huhnes traten die Schamanen den Rückweg an, nachdem alles Blut aus ihm herausgeflossen war.

Wieder vor der Hütte angekommen, schlitzten sie das Huhn auf, um ihm die Leber zu entnehmen. Diese legten sie auf ein frisches Blatt und betrachteten sie lange, dabei sangen und trommelten sie wieder.

Die im Hof versammelten Verwandten und Nachbarn des Mannes schauten ihnen gespannt zu.

Anhand von Konsistenz und Form der Hühnerleber schienen die vier Schamanen schließlich zu dem Ergebnis zu kommen, dass der böse Geist den Kranken noch nicht ganz verlassen hatte und zu einem späteren Zeitpunkt weitere Zeremonien nötig sein würden, um vollkommene Heilung zu bewirken.

Doch auch dieser Teilsieg über den Spirit der Krankheit wurde nach Beendigung des Rituals gebührend gefeiert: Am Abend taten sich die Schamanen zusammen mit den Angehörigen des Kranken am gekochten Huhn gütlich.

Und so diente sein Tod gleich zwei guten Zwecken: der Übertragung beziehungsweise Vertreibung des Spirits der Krankheit – und der Speisung hungriger Menschen.

Das Saugrohr

Schamanen ziehen krank machende Wesenheiten häufig auch mit einem speziellen Saugrohr aus der Aura ihrer Klienten heraus, das meistens aus Holz oder auch Bambusrohr besteht.

Dieses Verfahren, letztlich auch eine Form der Übertragung, eignet sich vor allem in Fällen, in denen die Auradiagnose ergeben hat, dass die Besetzung, die es zu entfernen gilt, klein genug ist, um sie in den Mund zu nehmen.

Beispielsweise ein Käfer.

Bei der Saugextraktion nimmt der Schamane in der materiellen Welt ein physisch manifestes Insekt -als Ersatz kann auch ein Holzstück oder Steinchen dienen –, das dem energetischen Eindringling ähnelt, in den Mund, saugt den Spirit der Erkrankung, der ihm in unserem Beispiel als Käfer erschienen ist, aus der Aura des Klienten heraus und überträgt ihn auf das Insekt in seinem Mund. Anschließend spuckt er es aus. Und damit ist die Beseitigung des krank machenden Spirits auch schon abgeschlossen.

Rosas Atembeschwerden

Während eines unserer Übungsseminare sprach die zweiundsechzigjährige Rosa die Beschwerden an, unter denen sie litt, seit sie sich erinnern konnte: Heiserkeit, Atemnot und ein leichtes Asthma.

Katrin, die behandelnde Schamanin, war deshalb nicht allzu überrascht, als sie beim Aurascannen auf eine Menge kleiner Eisenspäne und Nägel in Rosas Lunge stieß, die sie entsprechend der Vorgaben ihres Führungsgeistes mithilfe des Saugrohres entfernen sollte.

Da Eisenwaren bislang allerdings nicht zu ihrer schamanischen Grundausrüstung gehörten, musste sie erst welche besorgen. Zur Durchführung des Rituals verabredeten die beiden Frauen deshalb einen zweiten Termin.

Als Rosa erschien, hatte Katrin ihre Hausaufgaben gemacht: eine Schüssel zum Spucknapf umfunktioniert und sich das Saugrohr zurechtgelegt. Die Eisenspäne und Nägelchen, die die Schamanin zwischenzeitlich im Baumarkt gekauft hatte, entsprachen in der Menge denen, die sie in Rosas Aura wahrgenommen hatte. Jetzt lagen sie auf mehrere Häufchen verteilt im Behandlungsraum.

Zu Beginn des Rituals verband sich Katrin mit ihrem Führungsgeist und nahm die erste Portion der Späne in den Mund, bevor sie das Saugrohr ansetzte, um die energetischen Eindringlinge zu entfernen. Dann begann sie zu saugen.

Im ersten Moment, schilderte sie später, hatte sie Angst, sich an den Spänen zu verschlucken, doch das verging schnell. Wie sie uns weiter mitteilte, fühlte sich die Masse in ihrem Mund umso schmutziger und ekliger an, je mehr der krank machenden Energie sie aus Rosas Lunge heraussaugte.

»Es war so grausig, dass ich einen richtigen Brechreiz bekommen habe, so als würde ich daran ersticken müssen«, sagte sie. »Dann habe ich das ganze Zeug rausgewürgt und ausgespuckt. Mir den Mund ausgespült und mit der nächsten Portion Spänen weitergemacht.«

Die Operation nahm Katrin körperlich sehr mit, denn sie musste fast alle Späne und Nägel in den Mund nehmen und qualvoll auswürgen, insgesamt acht Häufchen, bis sie das Gefühl hatte, Rosa durch die Übertragung der krank machenden Energie von den virtuellen auf die realen Späne in ihrem Mund von ihren spirituellen Verunreinigungen in der Lunge befreit zu haben.

Als sie ihren Führungsgeist abschließend fragte, was mit den ganzen Nägeln und Eisenspänen geschehen solle, die sie in die Schüssel gespuckt hatte, empfahl er: Rosa soll sie mit nach Hause nehmen und unter dem Holunderbusch in ihrem Garten vergraben.

»Hast du überhaupt einen Hollerbusch oder weißt du wenigstens, wo einer wächst?« erkundigte sich die Schamanin besorgt bei Rosa, nachdem sie die Botschaft ihres Führungsgeistes übermittelt hatte.

»Doch«, bestätigte Rosa. »Bei uns hinter der Garage ist einer.«

Und so nahm Rosa die Eisenspäne mit zu sich nach Hause und vergrub sie unter dem Holunderbusch.

Unmittelbar nach der Behandlung bekam Rosa einen schweren Hustenanfall mit starkem Auswurf, bei dem sie die Reste ihrer Krankheits-Energie von sich gab.

Von da an konnte sie freier atmen und auch langfristig verbesserten sich ihre asthmatischen Beschwerden erheblich.

Katrins Führungsgeist hatte ganze Arbeit geleistet!

Geistoperationen

Vorbereitung

Um eine Geistoperation durchführen zu können, benötigen Sie zusätzlich zu Ihrem Altar, Trommel und Rassel, einer Kerze und einer Schüssel mit Wasser auch einige Gegenstände, die der Übertragung dinglicher Besetzungen dienen. Einige spitze Hölzchen (als Pfeilspitzen), ein Messer, Nägel und Schnur (als Fessel) dürften für den Anfang erst einmal genügen. Auch kann es nie schaden, ein paar Bergkristallspitzen zur Hand zu haben. Diese Kristallspitzen benötigt man unter Umständen, um damit in in die Lücken, die bei einer Geistoperation entstehen, Heilenergie einzustrahlen und diese Lücken damit zu füllen.

Als chirurgisches Besteck unverzichtbar sind: eine Pfeife, Naturtabak, ein Saugrohr, ein Ritualmesser oder -dolch und eine Feder.

Zur Vorbereitung auf Ihre erste Auraoperation laden Sie die Gegenstände mit spiritueller Kraft auf.

Verbinden Sie sich dazu mit Ihrem Führungsgeist und bitten Sie ihn, die Gegenstände für Sie zu vitalisieren.

Nehmen Sie sich dann einen nach dem anderen vor und halten Sie flach die Hände darüber. Dabei stellen Sie sich vor, wie die Kraft Ihres Führungsgeistes über Ihre Hände in den Gegenstand einfließt. Folgen Sie währenddessen allen Impulsen, die Sie erhalten.

Nachdem Sie alle Gegenstände auf diese Weise geweiht haben, beenden Sie die Verbindung.

Besonders wichtig: Achten Sie bitte streng darauf, dass Sie diese Gegenstände von nun an ausschließlich für rituelle und nie wieder für irgendwelche irdischen Zwecke benutzen.

Zur weiteren Vorbereitung gehört auch die Anrufung eines Hilfsgeistes.

Dazu gehen Sie in die Natur hinaus und verbinden sich dort wiederum mit Ihrem Führungsgeist. Bitten Sie ihn, er möge Sie zu einem speziellen Gegenstand führen, der Sie bei Ihren künftigen Geistoperationen unterstützt. Lassen Sie sich dabei von Ihrer Intuition und den Impulsen, die Sie erhalten, leiten, sodass Sie es spüren, wenn Sie den fraglichen Gegenstand gefunden haben.

Nehmen Sie ihn an sich und bedanken Sie sich beim zuständigen Hüter des Ortes mit einer Prise Tabak.

Beenden Sie dann die spirituelle Verbindung.

Wieder zu Hause beziehungsweise in Ihrer Praxis, verbinden Sie sich erneut mit Ihrem Führungsgeist. Diesmal bitten Sie ihn darum, Sie mit einem Spirit in Kontakt zu bringen, der Ihnen künftig bei der Aurachirurgie assistiert.

Warten Sie geduldig ab, bis Sie eine Vision der entsprechenden Wesenheit erhalten. Dabei kann es sich um ein kleines Reptil, ein Insekt oder irgendeinen anderen spirituellen Bewohner der Natur-Welt handeln.

Diesen Ihren Hilfsgeist bitten Sie dann, den Gegenstand zu beseelen, zu dem Sie zuvor in der Natur geleitet wurden.

Lassen sie sich nun unter der Aufsicht Ihres Führungsgeistes zeigen, wie Sie Ihr Spezialwerkzeug künftig verwenden können, um krank machende Geister aus der Aura Ihrer Klienten zu entfernen. Und behandeln Sie es jetzt und immerdar mit dem nötigen Respekt, denn es ist zu einer lebendigen Wesenheit geworden.

Abschließend bedanken Sie sich und lösen die Verbindung.

Das Heilritual

Bevor Sie mit der Arbeit beginnen, wird Ihr Klient Sie in aller Regel über die Beschwerden beziehungsweise das Anliegen unterrichten, die ihn in Ihre Praxis geführt haben.

Für das eigentliche Ritual gibt es eine räumliche Anordnung, die ich empfehle.

Während Sie alles entsprechend arrangieren, vergessen Sie aber bitte nicht, dabei auch die jeweiligen Kräfte der vier Himmelsrichtungen sowie den Hüter des Ortes und den Himmel um Unterstützung zu bitten.

Sie als Schamane sitzen im Osten, denn von dort kommt alles Neue, auch die Heilung.

Der Klient sitzt oder liegt im Westen, denn der Westen nimmt das Alte (in diesem Fall die Krankheit) mit sich.

Die Kerze stellen Sie in den Süden, weil sie die Sonne repräsentiert.

Die Wasserschale platzieren Sie im Norden, denn mit den Nordstürmen kommt auch der Regen. Und das Wasser dient der Reinigung.

Die Ritualgegenstände, die Sie verwenden werden, dürfen überall liegen, nur nicht im Westen, weil der Westen auch deren Kraft mit sich nehmen würde.

Auradiagnose

Verbinden Sie sich mit Ihrem Führungsgeist und legen Sie sich so neben den zu Behandelnden, dass Sie sich an Schultern und Fußknöcheln sanft berühren.

Visualisieren Sie seine Aura wie eine Wand und betrachten Sie ihn in der zweiten Wahrnehmung. Ganz ruhig warten Sie, welche Visionen entstehen.

Setzen Sie sich auf und scannen Sie die Aura mit den Händen. Prüfen Sie, ob Sie die Energie der Besetzungen spüren. Bleiben Sie dabei in der zweiten Wahrnehmung.

Lassen Sie sich von Ihrem Führungsgeist zeigen, wie Sie die energetischen Eindringlinge beziehungsweise Fremdkörper am besten entfernen und welcher Ritualgegenstände (zum Beispiel Messer oder Saugrohr) Sie sich dabei bedienen sollten.

Unterbrechen Sie dann kurz und bereiten Sie alles vor, was Sie für die Geistoperation brauchen.

Die Geistoperation

Verbinden Sie sich erneut mit Ihrem Führungsgeist. Dann scannen Sie mit dem Hilfsgeist die Aura des Klienten und lassen Sie ihn die krank machenden Energien nach Anleitung Ihres Führungsgeistes entfernen. Folgen Sie Ihren Impulsen.

Sollte es sich bei dem Eindringling um ein Lebewesen handeln, bitten Sie Ihren Führungsgeist, diesen Spirit an seinen angestammten Platz im Universum zu bringen. Sollten Sie dabei den Impuls verspüren, mit den Händen eine wegwerfende Bewegung zu machen, geben Sie ihm nach. Wenn Sie den Spirit in westliche Richtung abweisen, wird er von der Kraft des Westens mitgenommen und an den richtigen Ort gebracht.

Sollte es um die Entfernung eines gegenständlichen Eindringlings handeln, zum Beispiel eine Pfeilspitze, legen Sie diese in der materiellen Welt genau an die Stelle, an der sich die immaterielle Pfeilspitze in der Aura Ihres Klienten befindet. Ziehen Sie nun den Eingebungen Ihres Führungsgeistes folgend die Pfeilspitze heraus. Dazu bewegen Sie die physische Pfeilspitze entsprechend den Impulsen, die Sie erhalten.

So verfahren Sie auch mit anderen Gegenständen, die Sie eventuell in der Aura entdeckt haben.

Fragen Sie, was Sie mit dem jeweiligen Fremdkörper machen sollen (verbrennen, vergraben, reinigen …).

Sollten Sie das Gefühl haben, Ihr Klient sei gefesselt, nehmen Sie die Schnur aus Ihrer Grundausrüstung und binden ihn damit an der Stelle, an der Sie es in seiner Aura wahrgenommen haben, fest, um die spirituelle Fessel in der materiellen Welt abzubilden.

Entfernen Sie dann die Schnur – die spirituelle Fessel – so, wie Sie es von Ihrem Führungsgeist empfohlen bekommen. Sollte er Ihnen eingeben, die Fessel zu zerschneiden, tun Sie es auf beiden Ebenen der Wirklichkeit.

Und was, wenn Sie das Hilfsmittel, das Ihr Führungsgeist zur Entfernung des energetischen Fremdkörpers vorschlägt, nicht zur Hand haben?

Dann bleibt Ihnen nichts anderes übrig, als die Geistoperation zu unterbrechen und ihre Fortsetzung auf einen anderen Termin zu verschieben. In der Zwischenzeit besorgen Sie den betreffenden Gegenstand, dann kann die Behandlung wie besprochen weitergeführt werden.

Nachdem die Eindringlinge beziehungsweise Fremdkörper entfernt sind, bespritzen Sie Ihren Klienten mit ein paar Tropfen aus der Wasserschale.

Anschließend zünden Sie Ihre Pfeife an und fächern den Rauch mit der Feder in seine Aura. Der Spirit wird die entstandenen Lücken füllen und Ihren Klienten vor weiteren Eindringlingen schützen.

Sie beenden das Ritual, indem Sie sich bei Ihrem Führungsgeist bedanken und die Verbindung lösen.

Sieben

Das spirituelle Erbe unserer Vorfahren

Im Folgenden werden wir uns mit einer potenziellen Energiequelle beschäftigen, die prinzipiell allen Menschen zur Verfügung steht, von der wir als Schamanen aber besonders profitieren können – unter der Voraussetzung, dass es uns gelingt, sie zu erschließen: die Kraft unserer Vorfahren.

In allen Kulturen der Welt wird der Ahnen in irgendeiner Form gedacht, selbst bei uns im so weltlichen Westen – und sei es nur, dass wir die Grabstätten unserer Angehörigen pflegen oder Fotos von ihnen aufstellen.

In dieser Verbundenheit mit den lieben Toten unserer Familie kommt das intuitive Wissen zum Ausdruck, dass wir nicht nur genetisch von ihnen geprägt wurden, sondern dass sie uns auch spirituell ein Erbe hinterlassen haben, dem wir uns nicht so leicht entziehen können. Denn energetisch sind wir eng mit ihnen verbunden.

Auf der mütterlichen wie auch auf der väterlichen Linie geht diese Verbundenheit über viele Generationen hinweg bis tief in unsere Vergangenheit zurück. Und wir werden umso stärker und kraftvoller sein, je freier die Energie aus unseren beiden Ahnenreihen zu uns fließen kann. Wird dieser Energiefluss durch nichts beeinträchtigt, fühlen wir uns geborgen und rundum geliebt. Dann sind wir ganz in unserem Leben »angekommen«.

Doch wie wir Menschen nun mal so sind, ist dies nur selten der Fall. Die meisten von uns plagen sich auch im fortgeschrittenen Erwachsenenalter noch mit Verletzungen herum, die auf Schwierigkeiten mit den Eltern zurückgehen, die schon ihre Kindheit überschattet haben. Dabei geht es nicht um Schuldzuweisungen, vielmehr man muss sich klarmachen, dass auch Mutter und Vater nur Glieder langer Ahnenketten sind, in denen wie alles andere auch Probleme von einer Generation an die folgende weitergegeben werden.

Und so ist es durchaus an der Tagesordnung, dass die Liebe der Eltern zu ihrem Kind allein deshalb nicht frei fließen kann, weil sie selbst von ihrem Vater oder ihrer Mutter nicht genügend Zuneigungsenergie empfangen haben.

Menschen können auch nach ihrem Tod noch auf andere einwirken – insbesondere die nahen Angehörigen. Denn beim Sterben streifen wir zwar die körperliche Hülle ab, unseren Charakter aber – die Summe all unserer Empfindungen, Gefühle, Denkmuster und Verhaltensweisen – nehmen wir ins Jenseits mit. Und so lange, bis wir dort genau an dem Ort eingetroffen sind, an den wir gehören, was eine Weile dauern kann, bleibt dieser Charakter aktiv.

Und so kann es kommen, dass auch Tote versuchen, Einfluss auf uns zu nehmen, oft durchaus in guter Absicht. Aber wie wir wissen, ist gut gemeint nicht immer wirklich gut. Und überhaupt: Mit echter, authentischer Freiheit hat es nur wenig zu tun, wenn man unter dem Einfluss anderer steht, seien sie lebendig oder bereits verstorben.

Zu ungesunden Bindungen zwischen Lebenden und Verschiedenen kann es aber nicht nur vonseiten der Toten kommen, auch den überlebenden Nachgeborenen gelingt es nicht immer, sich so weit von den Verstorbenen zu lösen, dass sie ihr Leben unabhängig von ihnen weiterführen können.

Und deshalb dienen die Rituale, die fast überall auf der Welt nach dem Tod eines Menschen abgehalten werden, im besten Fall beiden Seiten. Den einen erleichtern sie den Übergang an den richtigen Ort in der geistigen Welt, den Hinterbliebenen einen Abschied in Liebe und Freiheit.

Südfrüchte und mehr

Ein sehr interessantes Erlebnis hatte ich auf einer Expedition zu den Yanomami-Indianern am Oberlauf des Rio Negro in Venezuela.

Christine und ich waren schon voller gespannter Vorfreude, denn an diesem Tag sollten wir die männlichen Dorfbewohner in den Urwald begleiten dürfen, auf die Jagd.

Wir trafen gerade letzte Vorbereitungen, als der einzige Yanomami des Ortes, der ein wenig Spanisch konnte, in unsere Hütte kam und uns mitteilte, dass die Jagd auf Anweisung des Schamanen verschoben werden müsse. Stattdessen würde gegen Mittag ein großes Dorffest stattfinden, zu dem wir gern eingeladen seien.

Ein Fest, von dem am Vorabend noch niemand etwas gewusst hatte?

Dass Spontanität im Leben der Yanomami ausgesprochen groß geschrieben wird, hatten wir bereits mehrfach erlebt – aber das kam dann doch sehr überraschend.

»Welchen Anlass gibt es denn zu feiern?«, fragte ich.

»Es wird eine besondere Zeremonie für einen Verstorbenen … dazu treffen wir uns alle mittags in der großen Versammlungshütte und essen gemeinsam eine Suppe.«

Ich hätte den Yanomami zu gern gefragt, warum diese Zeremonie so kurzfristig stattfinden müsste, traute mich aber nicht recht. Also löste sich das Rätsel erst während des Festes selbst, als der Leiter unserer Expedition erklärte, in der vergangenen Nacht habe einer der Dorfbewohner von einem Verstorbenen geträumt und den Schamanen davon in Kenntnis gesetzt, der daraufhin die Zeremonie anberaumt habe.

Die Feierlichkeiten begannen – jedenfalls für die Männer – bereits in den Vormittagsstunden.

Nacheinander versetzten sich nicht nur der Schamane selbst, sondern auch andere männliche Anwesende in Trance, um den Kontakt zu den Geistern herzustellen. Dazu bedienen sich die Yanomami häufig und auch bei dieser Gelegenheit einer Pflanze aus der Familie der Hülsenfrüchtler namens Yopo, die ihnen hilft, Visionen zu erhalten. Samen und Rinde werden zu einem feinen Pulver zerrieben, das sie sich dann gegenseitig mit einem Blasrohr in die Nase blasen. Auf diese Weise entfaltet die Substanz, die die Blut-Hirn-Schranke ohnehin leicht überwindet, ihre psychedelische Wirkung besonders schnell.

Das Blasrohr, das die Männer verwendeten, hatte eine Länge von ungefähr einem Meter – und so imposant es war, so schmerzhaft muss auch die Prozedur gewesen sein, der sie sich unterzogen, ihrem Gesichtsausdruck nach zu urteilen.

Einer nach dem anderen traten die Männer vor den Schamanen, um sich mit der Welt der Geister zu verbinden. Die anderen Männer saßen derweil in einem Kreis, an dem auch die Angehörigen unserer Expedition teilhaben durften.

Sobald jemand unter dem Einfluss des Yopo-Geistes die ersten Visionen hatte, ergriff er das Wort und erzählte den anderen davon. Und obwohl wir natürlich nicht verstanden, was sie sagten, bekamen wir durch die Übersetzung unseres Gruppenleiters doch einiges mit. Demnach ging es bei den Nachrichten aus der Welt der Geister hauptsächlich um ganz alltägliche Dinge wie das Zusammenleben in der Dorfgemeinschaft, um Lebensmittel und Familienstreitigkeiten.

Die Stimmung war ausgelassen – also keineswegs getragen oder gar religiös, wie man vielleicht denken könnte. Nein, wenn man nicht gewusst hätte, dass hier Botschaften aus der anderen Welt übermittelt wurden, hätte man das Ganze für ein x-beliebiges fröhliches Dorffest halten können, ein gemütliches Beisammensein, locker und unbeschwert.

Ab und zu trat jemand in die Mitte des Kreises und erzählte ein bisschen was. Andere sangen und/oder tanzten. Aber nicht alles schien lustig zu sein, wie wir dem Mienenspiel der Anwesenden entnehmen konnten. Manche Visionen, die offenbart wurden, erzeugten offenbar auch Betroffenheit oder gar eine gewisse Traurigkeit.

Um die Mittagszeit brachten die Angehörigen des Toten die versprochene Suppe, von der alle essen sollten, auch die Frauen des Dorfes, die sich in der Zwischenzeit zu uns gesellt und im Kreis Platz genommen hatten.

In seiner Mitte stand jetzt der große Suppentopf. Mit einem Schüsselchen, das sie von zu Hause mitgebracht hatten, traten alle Anwesenden nacheinander an das Gefäß, um ihre Portion in Empfang zu nehmen.

Es war ein köstlich duftender, kremiger Bananeneintopf von schöner gelber Farbe. Und er schmeckte köstlich.

»Die Suppe wird jetzt zu Ehren des Toten gegessen«, berichtete der Leiter unserer Expedition.

»Weißt du, was es mit diesem Brauch auf sich hat?«, fragte ich ihn.

Die Zeremonie – und damit auch der gemeinsame Verzehr der Suppe – sei Bestandteil des Totenkults der Yanomami, erklärte der Reiseleiter und fuhr fort:

»Die Yanomamis leben ja nicht nach einem Kalender wie wir, sondern gewissermaßen zeitlos im Rhythmus der Natur. Deshalb feiern sie auch keine speziellen Geburtsoder Todestage. Was für sie aber von großer Bedeutung ist, sind Zeichen und Träume. Vergangene Nacht nun hat einer der Dorfbewohner von einem verstorbenen Angehörigen geträumt, den Schamanen darüber unterrichtet – und deshalb gedenkt heute das ganze Dorf dieses Toten. Weil er sich im Traum bemerkbar gemacht hat. Und deshalb wird auch diese Suppe heute gegessen – zu seinen Ehren. Die Yanomanis verbrennen den Leichnam ihrer Verstorbenen und heben die Asche in einem bestimmten Behälter auf, oft auch einem Beutel …«

»Was hat das jetzt mit der Suppe zu tun, die wir zu Ehren des Toten gegessen haben?«, fragte ich nichts ahnend und warf dabei einen Blick in mein leeres Schälchen.

»Na … dessen Asche ist doch da drin.«

»In dem Bananeneintopf?« Ich musste mir arge Mühe geben, nicht die Fassung zu verlieren vor Ekel. Aber im Grunde war es jetzt eh zu spät. »Du meinst doch nicht im Ernst, wir hätten gerade die Asche des Toten zu uns genommen?«

»Sicher – aber nicht alles, nur ein bisschen davon, sie muss noch etwas reichen.«

Schöner Trost!

Unser Reiseleiter erklärte weiter: »Andere Länder – andere Sitten. Und bei den Yanomami ist es nun einmal Brauch, dass sie bei besonderen Gelegenheiten – zum Beispiel anlässlich der Palmfruchtreife oder eben auch, wenn der Tote einem seiner Angehörigen im Traum erscheint, wie es gestern Nacht der Fall war – ein wenig von seiner Asche in die Suppe getan wird, die anschließend von allen Dorfbewohnern gemeinsam verzehrt wird.

Das geht so lange, bis von den sterblichen Überresten des Toten nichts mehr vorhanden ist. Und so lange wird seiner auch gedacht.«

»Und was für einen Sinn soll das haben?«

»Zweierlei«, antwortete der Reiseleiter. »Einmal geht es bei dem Verzehr darum, dass alle Hinterbliebenen der guten Seelenanteile des Verstorbenen teilhaftig werden, indem sie sie sich einverleiben. Der andere Sinn der Zeremonie besteht darin, den Toten dabei zu unterstützen, dass er den richtigen Weg ins Yanomami-Dorf im Jenseits findet und wohlbehalten dort ankommt und nicht etwa versucht, in die physische Welt zurückzukehren.

Wenn seine Asche vollkommen verzehrt ist, gilt das als Zeichen dafür, dass der Tote ein für alle Mal im Jenseits eingetroffen ist und dort genau den Platz gefunden hat, an den er gehört. Danach wird nie wieder über ihn gesprochen.

Bis es soweit ist«, fügte der Reiseleiter nach einer Weile hinzu, »darf übrigens auch kein Neugeborenes den Namen eines Toten erhalten. Die Yanomamis befürchten nämlich, dass das Baby anderenfalls den Verstorbenen anziehen und so unter seinen Einfluss geraten könnte. Und das wollen sie unter allen Umständen verhindern.«

Stimmt, dachte ich, durch den gemeinsamen Namen könnten das kleine Kind und die Seele des Verstorbenen in Resonanz gehen, solange sie nicht an ihrem richtigen Platz angekommen ist und noch im jenseitigen Niemandsland zwischen den Welten umherirrt. Wünschenswert wäre das bestimmt nicht, für keinen der Beteiligten.

Von unerlösten Seelen kann tatsächlich eine Gefahr ausgehen, die nicht zu unterschätzen ist. Denn manche Verstorbene, die ihren richtigen Platz im Jenseits nicht gefunden haben, klammern sich in ihrer Verzweiflung an die noch Lebenden.

Eine solche Anhaftung kann aber auch entstehen, weil ein Verstorbener einem Lebenden beistehen möchte.

In schamanischen Kulturen wird jede Form der unfreiweilligen Beeinflussung aus dem Jenseits als Kraftverlust gewertet, der im Extremfall sogar zur Besessenheit werden kann.

Die Verstorbenen behalten ihren Charakter, sie haben Empfindungen und bleiben die Persönlichkeit, die sie zu Lebzeiten waren. Sie können also nett, liebevoll und gut sein, aber eben auch böse und voller Hass.

Auch ein eventuelles Suchtverhalten wird als Charakteristikum ins Jenseits mitgenommen. Alkoholiker zum Beispiel können nach ihrem Tod unter Entzugserscheinungen leiden und deshalb versuchen, sich einem Lebenden anzuhaften, um an die Energie des Alkohols zu kommen.

Rolfs geselliger Opa

Der Mittdreißiger Rolf fühlte sich in seiner schamanischen Ausbildungsgruppe allem Anschein nach ausgesprochen wohl. Nach mehreren Trainingsmodulen fiel mir irgendwann auf, dass er fast jeden Abend, wenn die Gruppe noch zusammensaß, reichlich dem Bier zusprach und meistens zu den Letzten gehörte, die ins Bett gingen. Am nächsten Morgen merkte man ihm davon zwar nicht viel an, er war auch nicht müder als die anderen Teilnehmer. Trotzdem machte mir sein Bierkonsum mit der Zeit Sorgen.

Bei passender Gelegenheit nahm ich ihn zur Seite und erkundigte mich, ob er zu Hause auch so viel trinke.

»Nein, normalerweise nicht«, antwortete er. »Wenn ich aber ausgehe, komme ich nie nüchtern heim. So nach dem Motto

›Halb betrunken ist rausgeschmissenes Geld‹. An einem Abend hab ich es sogar mal geschafft, zehn Bier zu zischen. Aber ein bisschen Spaß braucht der Mensch ja schließlich, oder?«

Gut, dachte ich bei mir, wenn das so ist ..., und sagte zu ihm nur: »Pass aber auf, dass es nicht eines Tages zu viel wird. Schon viele Leute, die erst nur zum Spaß oder in Gesellschaft getrunken haben, sind in die Abhängigkeit hineingeschlittert, ohne es zu merken. Versprich mir also bitte, in Zukunft darauf zu achten, ob du dein Trinkverhalten tatsächlich noch im Griff hast oder ob das Bier vielleicht doch schon zur Gewohnheit geworden ist.«

Beim nächsten Treffen der Ausbildungsgruppe gesellte sich Rolf abends zwar zu den anderen, trank aber viel weniger als sonst und ging auch früher ins Bett.

Als die Gruppe ein halbes Jahr später erneut zusammentraf, um mit dem nächsten Ausbildungsmodul zu beginnen, sagte Rolf in der Eröffnungsrunde: »Ich habe in den letzten Monaten meinen Alkoholkonsum beobachtet und festgestellt, dass er zu hoch ist. Also nicht, dass ich täglich trinken würde … aber wenn ich einmal damit angefangen habe, kann ich mich nur mit äußerster Willenskraft und Selbstbeherrschung dazu bringen aufzuhören. So als würde das erste Bier zwingend das zweite nach sich ziehen und das dritte und das vierte … so lange, bis die Festplatte gelöscht ist und ich einen Filmriss kriege. Dieses Problem würde ich in den nächsten Tagen gern bearbeiten.«

Während einer der folgenden Übungen stellte die behandelnde Schamanin Patricia in Rolfs Aura die Anhaftung eines älteren Mannes fest. Anhand ihrer Beschreibung erkannte Rolf in dieser Gestalt seinen verstorbenen Großvater.

Im weiteren Verlauf der Sitzung wurde klar, dass es dieser Großvater war, der Rolf zum Biertrinken animierte.

Im Gespräch erfuhr Patricia, dass Rolf bei seinem Opa aufgewachsen war und sich die beiden sehr geliebt hatten. Der Tod des Großvaters war ein schwerer Schlag für ihn gewesen. Nebenbei erwähnte Rolf auch, sein Opa sei zu Lebzeiten Alkoholiker gewesen.

Patricia erklärte ihm: »Die energetische Verbindung, die im Moment noch zwischen euch besteht, tut dir alles andere als gut. Dein Großvater wird immer wieder versuchen, dich zum Trinken zu bewegen. Denn solange er noch nicht erlöst ist, sucht er bei dir, also in deiner Aura, die Energie des Alkohols, die ihm fehlt.«

Die Schamanin schlug Rolf vor, mit seinem Großvater Kontakt aufzunehmen, um ihn an den für ihn richtigen Platz im Jenseits zu geleiten. Dazu bat sie Rolf, sich noch ein letztes Mal intensiv mit seinem Opa zu verbinden und ihm eine Zeit lang seinen Körper zu überlassen, damit sie direkt mit dem Verstorbenen kommunizieren konnte. Rolf solle sich nicht wundern, wenn fremde Gedanken in seinem Kopf auftauchten, und sich auch nicht scheuen, sie auszusprechen.

Dann sagte Patricia zu ihm: »Stell dir jetzt vor, dass du zur Seite trittst und deinem Großvater deinen Körper überlässt. Du brauchst dabei keine Angst zu haben. Dein Großvater bekommt nicht die Kontrolle über dich, es ist nur so, dass er sich auf diese Weise besser in deine Energie einklinken und unmittelbar antworten kann. Das erleichtert mir die Kommunikation mit ihm.«

Rolf nickte.

Die Schamanin wiederholte: »Rolf, mach Deinem Großvater Platz und überlass deinen Körper deinem Großvater!«

Nach einer Weile fragte sie: »Großvater, bist du da?«

»Ja«, antwortete Rolf.

Die Schamanin klärte den Toten über seine Situation auf:

»Opa, das ist nicht dein Körper, sondern der deines Enkels Rolf. Du bist nämlich gestorben. Du solltest Rolf jetzt verlassen, denn für dich gibt es einen besseren Ort. Möchtest du nicht lieber dort sein?«

Als der Geist des alten Mannes aus Rolfs Mund antwortete, hörte man Verzweiflung in seiner Stimme: »Aber ich weiß doch nicht, wo ich hin soll. Ich habe doch nur noch Rolf.«

»Dein Enkel hat mir erzählt, dass ihr euch zu deinen Lebzeiten sehr nahegestanden habt. Stimmt das?«

»Ja, ich liebe Rolf und hänge sehr an ihm. Deshalb bin ich auch so gern mit ihm zusammen. Und was für einen Spaß wir immer miteinander haben! Vor allem im Gasthaus. Dann tut es mir richtig gut, wenn er ein Bier trinkt oder zwei. Das ist der größte Spaß – ein kühles Helles mit meinem Enkel ...«

Die Schamanin erklärte dem Toten noch einmal, dass es im Jenseits einen viel geeigneteren Platz für ihn gab. Und dass es für beide, ihn und Rolf, wesentlich besser sei, wenn er jetzt gehe.

Nach längerem Hin und Her willigte der Geist schließlich ein. Rolf, der das alles mitbekommen hatte, spürte, wie seine Aura lichter und leichter wurde. Richtiggehend befreit fühlte er sich.

Zu Patricia sagte er: »Jetzt wird mir so einiges klar. Warum ich mit dem Trinken nie aufhören konnte, wenn ich einmal dabei war. Und immer weitersaufen musste, so lange, bis gar nix mehr ging.« Mit einem Augenzwinkern fügte er hinzu:

»Kein Wunder: Schließlich hab ich ja quasi für meinen Opa mitgesüffelt …«

Als sich Rolf und Patricia wiedertrafen und noch einmal über ihre letzte Sitzung sprachen, berichtete er, seit dem Weggang seines Großvaters habe sich sein Alkoholkonsum wie von selbst erheblich reduziert. »Wenn ich heute mal im Gasthaus bin, trinke ich wie alle anderen auch, ein Bier oder allerhöchstens zwei. Der Zwang, mir auf Gedeih und Verderb noch mehr reinzuziehen, ist vollkommen weg.«

Ein letzter Check der Schamanin bestätigte, dass der Verstorbene tatsächlich aus Rolfs Aura verschwunden war.

Unvermutete Zusammenhänge

Die vierzigjährige Nadine litt schon seit mehr als dreißig Jahren an chronischen Halsschmerzen. Als Jugendliche hatte sie häufig eitrige Angina und musste immer wieder Antibiotika nehmen, was auf Dauer aber natürlich keine Lösung war. Auf Anraten ihres Hals-Nasen-Ohren-Arztes ließ sie sich schließlich die Mandeln entfernen.

Die Operation bewirkte tatsächlich eine gewisse Linderung ihrer Beschwerden, doch Halsschmerzen bekam Nadine weiterhin häufig. Die Ärzte, die sie seither konsultiert hatte, waren allesamt ratlos.

Während einer Übung erzählte Nadine ihrem Lernpartner Paul

von den Halsschmerzen und bat ihn, der Sache auf den Grund zu gehen.

Es lag die Vermutung nahe, dass es sich um eine Besetzung handelte und ein aurachirurgischer Eingriff nachhaltige Besserung bringen würde.

Also versetzte sich Paul in den schamanischen Bewusstseinszustand, nahm Kontakt mit seinem Führungsgeist auf und schaute sich Nadines Hals in der zweiten Wahrnehmung an.

Doch er konnte beim besten Willen nichts finden, weder einen energetischen Eindringling noch irgendeinen Fremdkörper in der Aura. Leicht desorientiert hielt der Schamane Rücksprache mit seinem Führungsgeist. Und plötzlich hatte er eine Vision.

Er sah einen Mann in der Uniform eines Soldaten aus dem beginnenden 20. Jahrhundert.

Damit konnte Paul nicht das Geringste anfangen. Aber die Vision verwirrte ihn so, dass er vorübergehend die Verbindung zu seinem Führungsgeist verlor und sich erst wieder neu auf ihn einstimmen musste. Doch auch dann erhielt er keine weiteren Informationen über den merkwürdigen Soldaten aus längst vergangener Zeit.

Nadine, der Paul davon berichtete, konnte sich ebenso wenig einen Reim darauf machen, bat ihn aber, nicht so schnell aufzugeben. Irgendetwas müsse doch an seiner Vision dran sein.

Der Schamane setzte sich erneut mit seinem Führungsgeist in Verbindung und fand heraus, dass es sich bei der Gestalt des Soldaten um eine Anhaftung in Nadines Aura handeln musste.

»Wenn du magst«, sagte Paul, »kann ich mal versuchen, direkt mit ihm zu sprechen und ihn ein bisschen auszufragen. Dafür müsstest du dich allerdings etwas zurücknehmen und dem Verstorbenen gestatten, sich einen Moment lang deines Körpers zu bedienen, damit er sich durch dich ausdrücken kann. Du wirst seine Gedanken in deinem Kopf wahrnehmen und zugleich wissen, dass es nicht deine eigenen Gedanken sind. Und wenn du sprichst, wird dir auch bewusst sein, dass eigentlich nicht du es bist, die den Mund aufmacht. Du wirst das Gefühl haben, bloß eine Beobachterin des Ganzen zu sein. Kannst du dir das vorstellen?«

Nadine nickte.

»Und wärst du auch bereit dazu?« Wieder nickte Nadine.

»Gut, dann tritt jetzt bitte gedanklich etwas zur Seite, um Platz für den Soldaten zu machen.«

Paul hatte kaum ausgesprochen, da kam es auch schon aus Nadines Mund: »Nein, nein! Bitte nicht!« Die Stimme klang kehlig und sehr verängstigt.

»Was nicht?«, fragte der Schamane sanft zurück.

»Nicht töten, nicht töten.«

Jetzt dämmerte es dem Schamanen: Der Mann litt unter Todesangst.

»Es kann dir nichts mehr passieren«, versuchte er ihn zu beruhigen, »du bist doch schon längst tot. Verstehst du? Der Körper, aus dem du gerade sprichst, ist nicht der deine. Der gehört Nadine. Und du musst dir klar machen, dass du gestorben bist.«

Nadines Hände fuhren zum Hals, ihrer Kehle entrang sich ein gequältes Röcheln.

»Was ist?«, fragte Paul.

Wie unter Schmerzen verzog Nadine das Gesicht. »Sie … sie … sie legen mir … die Schlinge um den Hals! Die Schlinge …«

»Mach dir keine Sorgen«, entgegnete Paul dem Geist des Soldaten, »du hast das doch alles schon hinter dir! Die Schlinge hat dir die Luft abgeschnitten, und daran bist du gestorben. Verstehst du: Du bist tot! Das Einzige, was du jetzt noch tun musst, ist, Nadine zu verlassen. Ich kenne einen Ort, an dem es für dich viel schöner sein wird. Dahin würde ich dich jetzt gern begleiten. Einverstanden?«

Die Hände lagen noch immer fest an Nadines Hals, doch ihr Gesicht nahm jetzt einen fragenden Ausdruck an.

»Ich verspreche dir: An jenem Ort wirst du dich viel wohler fühlen. Du wirst dort keine Schmerzen mehr haben und nicht mehr leiden müssen. Möchtest du ihn dir nicht wenigstens einmal ansehen?«

»Doch, ja, das möchte ich. Ja.«

Der Schamane visualisierte den Platz, den ihm sein Führungsgeist gezeigt hatte, und nahm bald darauf wahr, dass die Gestalt des Soldaten in Höhe ihres Schädels aus Nadines Aura verschwand.

»Jetzt ist es vorbei«, flüsterte Paul.

»Ja, ich habe alles mitbekommen«, gab Nadine zurück.

»Plötzlich waren diese Halsschmerzen wieder da, die ich schon seit Jahrzehnten manchmal habe. Und gleichzeitig hatte ich das Gefühl, dass sich mir tatsächlich ein Strick um den Hals gelegt hätte, was unglaublich wehtat. Das war … schwer zu beschreiben … irgendwie wie eine doppelte Wahrnehmung. Ich wusste genau, dass ich selbst es war, die sich die Hände um den Hals gelegt hatte … und trotzdem habe ich auch diesen Strick gespürt, als wäre er ganz real. Eigenartig, ich kann es mir auch nicht erklären, aber vermutlich habe ich tatsächlich die Schmerzen wahrgenommen, die dieser Soldat empfunden haben muss, als er starb. Doch wer war dieser Mann?

Und was habe ich mit ihm zu schaffen? Hast du da irgendeine Idee?«

Paul zuckte nur ratlos mit den Schultern. »Ich könnte mir höchstens vorstellen, dass es irgendetwas mit deiner Familie zu tun hat. Vielleicht fragst du am besten mal deine Eltern.«

Sechs Wochen später erstattete Nadine ihrer Ausbildungsgruppe Bericht:

Wie sie in Erfahrung gebracht hatte, gab es unter ihren Vorfahren mütterlicherseits tatsächlich jemanden, der erhängt wurde, und zwar im ersten Weltkrieg: der Bruder ihrer Oma.

»Im Spaß habe ich schon immer zu meiner Mutter gesagt, dass ich diese Halsschmerzen, unter denen ich litt, bestimmt von ihr geerbt hätte. Mama hatte nämlich auch oft welche – die gingen aber weg, als ich noch ein Kind war. Damals haben wir darüber gelacht, denn dass Halsschmerzen genetisch bedingt sein könnten, kam uns doch allzu unwahrscheinlich vor. Aber nach dem, was ich inzwischen weiß, stellt sich die Sache natürlich vollkommen anders dar: Jetzt bin ich fest davon überzeugt, dass mein verstorbener Großonkel nach der Vollstreckung der Todesstrafe so durcheinander oder was auch immer war, dass er sich an die Aura unserer Familie geheftet hat, erst bei meiner Mutter und später dann bei mir. Aber jetzt hat er ja endlich seinen Frieden gefunden – was für ein Glück!«

Und das Schönste: Auch Nadine hatte endlich Ruhe. Seit sie vom Geist ihres Großonkels befreit ist, bekommt sie nur noch ganz selten einmal Halsschmerzen, nicht öfter jedenfalls als andere auch.

Die Geister unserer Toten anrufen

Die Geister der Verstorbenen nehmen aber nicht nur mehr oder weniger erfreulich Einfluss auf die Lebenden, wir können sie auch gezielt um Hilfe bitten.

Bevor wir jedoch mit dem Spirit eines Toten zusammenarbeiten, sollten wir uns immer vergewissern, dass er den richtigen Platz im Jenseits bereits gefunden hat.

In vielen Kulturen zeigen sich die Ahnen sogar oft als Führungsgeister. Sicherheitshalber prüfen bei einer solchen Kooperation jedoch andere Schamanen, ob der betreffende Vorfahr tatsächlich einen guten Einfluss ausübt oder ob es sich um einen unerlösten Spirit handelt, von dem kein Segen zu erwarten ist. Bei der Arbeit sollten auch wir uns daran halten. Eine Möglichkeit, sich für das schamanische Wirken die Unterstützung eines Ahnen zu sichern, besteht darin, dass man den Führungsgeist, den man bereits hat, bittet, den Kontakt herzustellen.

Er wird uns mit einem liebevollen Vorfahren aus unserer Blutlinie bekannt machen, von dem wir viel lernen können.

Wir dürfen ihn alles fragen und ihn auch bitten, uns Episoden aus seinem Leben zu zeigen. Dabei werden wir viele Parallelen zu uns selbst feststellen, auch wenn die Verwandtschaft so weit zurückgeht, dass sie sich in irdischen Begriffen kaum mehr nachvollziehen lässt.

Allein deshalb schon ist ein helfender Geist aus der Reihe unserer Vorfahren wünschenswert, denn seine Aufgabe besteht vor allem darin, unsere Anlagen, Talente und Begabungen zu fördern, wie es bei Gudrun der Fall war, von der ich Ihnen jetzt erzählen möchte.

Gudruns Glück

Zeit ihres Lebens interessierte sich Gudrun sehr für Kräuter. Sie las Bücher darüber und besuchte Kräutergärten, wann immer sich ihr die Gelegenheit dazu bot. Am liebsten hätte sie selbst welche angebaut, da sie jedoch in einer Großstadtwohnung lebte, die nicht einmal über einen Balkon verfügte, blieb dieser Wunsch unerfüllt.

Im Zuge ihrer schamanischen Ausbildung wurde Gudrun von ihrem Führungsgeist zu einer Vorfahrin von sich geführt. Die Frau trug ein Kopftuch, einen langen Rock und eine einfache Bluse.

In ihrer Vision sah Gudrun sie durch die Wiesen streifen, von denen ihr kleiner Bauernhof umgeben war. Dort pflückte sie

Pflanzen oder hockte sich davor und kommunizierte mit ihnen. In anderen Szenen wurde der angehenden Schamanin gezeigt, wie die Bäuerin die Pflanzen bei sich daheim zum Trocknen aufhängte und später einen Tee daraus bereitete.

Auf einmal wandte sich die Frau direkt an Gudrun: Endlich!, sagte sie. Ich habe schon so lange darauf gewartet, persönlich mit dir in Kontakt zu kommen. Wenn du magst, bringe ich dir bei, wie man mit den Pflanzen zusammenarbeitet.

Im ersten Moment war Gudrun außer sich vor Freude, bot sich ihr hier doch die einmalige Gelegenheit, uraltes Kräuterwissen aus erster Hand zu gewinnen. Doch dann kamen ihr Bedenken. »Ich wohne in der Stadt und habe nicht einmal einen Balkon«, wandte sie ein. »Wo sollte ich Pflanzen anbauen können. Ich hätte so gern einen eigenen Kräutergarten, aber das wird wohl immer ein Traum bleiben.«

Die Bäuerin ließ sich dadurch nicht beirren und zeigte Gudrun weitere Szenen aus ihrem Leben: beim Säen, bei der Pflege des Gartens und der Verarbeitung der Pflanzen. Kein Zweifel: Gudruns Ahnin war sehr daran gelegen, ihr großes Pflanzen- und Kräuterwissen an ihre schamanische Nachfahrin weiterzugeben.

Als sich Gudrun Wochen später mit ihrer Freundin Iris traf, erwähnte sie auch ihren Wunsch, mehr mit Kräutern zu machen. »Ein Händchen dafür hätte ich, und ich würde sogar von der geistigen Welt unterstützt«, sagte sie mit Feuereifer.

»Das Einzige, was mir fehlt, ist ein Garten.«

»Was für ein Zufall!«, rief Iris aus und klatschte vor Freude in die Hände. »Eine Bekannte von mir, eine alte Frau, beklagt sich ständig, dass sie sich nicht mehr genügend um ihren Garten kümmern kann. Und sie sucht dringend jemanden, der ihr das abnimmt.«

»Du meinst …«

»Der Garten ist riesig, und daran schließt sich sogar noch eine wunderschöne Blumenwiese an, die auch meiner Bekannten gehört …«

»Und du meinst tatsächlich?«

»Mach dir keine Sorgen, Gudrun, was das Geld angeht. Darum geht es meiner Bekannten überhaupt nicht. Das Einzige, worauf es ihr ankommt, ist, dass sie eine Person findet, die sich genau so liebevoll um die Pflanzen auf den Grundstücken kümmert, wie sie selbst es noch bis vor Kurzem getan hat. Am besten, ich ruf sie mal an und vereinbare einen Termin, damit ihr euch kennenlernen könnt.«

»Das würdest du wirklich tun?«, fragte Gudrun ungläubig.

»Aber sicher, es wäre doch für euch beide das Beste. Und natürlich für die Pflanzen.«

So kam Gudrun – gewiss mit Unterstützung ihrer schamanischen Vorfahrin – zu einem Garten und einer großen Wiese, auf der neben Blumen auch viele Wildkräuter wuchsen.

Im Umgang mit den Pflanzen und ihren Spirits erwies sich, dass Gudrun tatsächlich über ein großes Talent verfügte.

Schon bald hatte sie auch den ersten Abnehmer: ein Biogeschäft, das ihre Tees gern und erfolgreich verkaufte.

Ein besonders schönes Beispiel für die Förderung durch unsere Vorfahren, finde ich.

Mitgefühl ist der Schlüssel

So wie bei Gudrun kann es gehen, wenn wir vom Geist eines Vorfahren unterstützt werden, dessen Seele den für ihn vorgesehenen Platz im Jenseits erreicht hat und der deshalb aus reiner, ungetrübter Liebe heraus handelt.

Um allerdings in den vollen Genuss der Kraft unserer Ahnen zu kommen, müssen auch wir eine liebevolle Einstellung gegenüber unseren Vorfahren einnehmen.

Jeder von uns bildet den vorläufigen Endpunkt eines unüberschaubaren, nach allen Seiten hin vernetzten familiären Beziehungsgeflechts. Und nur, wenn wir Frieden mit unseren jeweiligen Abstammungslinien geschlossen haben, können wir die liebevolle Energie der verstorbenen Verwandten frei in uns fließen lassen.

Dies gilt für alle Menschen, hat aber für Schamanen besondere Bedeutung, weil es sich unmittelbar auf ihre Arbeit auswirkt.

Die wichtigste Voraussetzung, um den freien Fluss der Energie der Ahnen zu gewährleisten, beginnend bei den Eltern, ist Mitgefühl.

Genau wie die höheren Geistwesen, die uns helfend beistehen, ihr Mitgefühl zur Vollendung gebracht haben, sollten auch wir alles tun, um unser Mitgefühl zu kultivieren und zur Blüte zu bringen.

Damit dieses Mitgefühl entstehen und sich entfalten kann, benötigen wir einen spirituellen Kontakt zu unseren Ahnen. Dieser lässt sich ganz einfach dadurch herstellen, dass wir unseren Führungsgeist bitten, uns unsere Vorfahren in einer Vision zu zeigen.

Dabei sollten wir beide Seiten berücksichtigen, sowohl die mütterliche als auch die väterliche Abstammungslinie.

Mit welcher Sie beginnen sollten?

Nun, am besten mit dem Zweig Ihrer Familie, der für Sie, aus welchen Gründen auch immer, mit mehr Schmerz verbunden ist.

Denn damit die Energie der Vorfahren frei zu uns fließen kann, müssen wir alle Hindernisse, die dem entgegenstehen, beseitigen, das heißt: alle schmerzhaften Erlebnisse überwinden, von denen die Beziehung zu unseren Eltern und Großeltern eventuell belastet ist.

Dabei geht es um die Erlösung unserer Urverletzung. Denn sie ist es, die den tiefen seelischen Schmerz verursacht, der uns vom freien Empfang der Energien unserer Vorfahren abschneidet.

Im Endeffekt geht es darum, entstandene Verletzungen sowohl bei uns selbst zu heilen als auch bei unseren Eltern, Großeltern und noch weiter in den Abstammungslinien zurück.

Wie diese Heilung vonstattengehen kann?

Durch Verzeihen. Durch Aussöhnung, Verständnis und Liebe.

Oder auch durch Mitgefühl. Denn wenn wir Mitgefühl für unsere Vorfahren empfinden, Mitgefühl für ihre Lebensbedingungen und die Entscheidungen, die sie getroffen haben, brauchen wir ihnen nicht einmal mehr zu verzeihen. Dann geschieht Aussöhnung wie von selbst.

Dann können wir alles, was unsere Eltern in unserer Erziehung und unsere Großeltern in der Erziehung ihrer Kinder eventuell falsch gemacht haben, annehmen, ohne es zu bewerten. Es war eben, wie es war. Keine böse Absicht. Kein Grund für Groll. Alles gut.

Das ist Aussöhnung, daraus entsteht innerer Frieden. Sobald es uns gelungen ist, diesen inneren Frieden in Bezug auf beide Abstammungslinien zu erreichen, die mütterliche und die väterliche, kann die Energie frei fließen. Und das macht uns stärker, als wir es je waren.

Welches unsere Urverletzung ist, der wichtigste Schmerzpunkt, erkennen wir an den Gefühlen, mit denen wir unseren Eltern begegnen (wobei es nicht darauf ankommt, ob sie noch leben oder bereits tot sind).

Mitunter drückt sich diese Verletzung auch in unerwünschten Verhaltensmustern aus, die wir an uns selbst beobachten. Oder in Lebensinhalten, die eigentlich nicht die unseren sind. Entsprechende Hinweise geben auch verinnerlichte Überzeugungen und Einstellungen, die uns einschränken.

Aber die gute Nachricht lautet: Wir brauchen das Leben unserer Vorfahren nicht zu wiederholen. Wir brauchen auch die Einschränkungen, denen sie unterlagen, nicht zu übernehmen.

Wir brauchen nicht unnötig bescheiden zu sein oder dem Leben mit allzu geringen Erwartungen zu begegnen.

Denn alles Begrenzende, das wir von den Eltern haben, geht auf deren eingeschränktes Leben zurück, das sie wiederum von ihren Eltern kannten, die es von ihren … So werden nicht nur Kronjuwelen und Muttermale von einer Generation an die nächste weitergegeben, sondern auch einschränkende Überzeugungen. So lange, bis am Ende dieser Kette jemand herkommt und die Fesseln sprengt.

Dieser Jemand können Sie sein – zum eigenen Wohl und dem Ihrer Nachfahren.

Denn je mehr solcher Begrenzungen wir bei uns auflösen, desto besser fühlen wir uns und desto freier werden auch unsere Kinder sein.

Ich wiederhole: Jeder Einzelne wird von seinen Vorfahren geprägt, ist aber zugleich auch die Schaltstelle für seine eigenen Kinder und Kindeskinder. Denn in jedem Menschen sammelt sich die Energie der Vorfahren – und er gibt sie an seine Nachkommen weiter.

Alles Leid dieser Welt setzt sich so lange fort, bis es an der Schaltstelle aufgelöst wird.

Die Aussöhnung mit unseren Vorfahren ist daher das wertvollste Erbstück, das wir unseren Kindern mitgeben können. Dabei helfen eine liebevolle, mitfühlende Einstellung gegenüber unseren Familien mütterund väterlicherseits sowie die schamanische Arbeit mit den Vorfahren.

Bei der Klärung unserer Beziehung zu den Ahnen werden wir von unserem Führungsgeist unterstützt, damit wir ihre Energie frei empfangen und die Freiheit, die daraus entsteht, leben können. Nicht nur zu unserem eigenen Besten, sondern auch zum Besten unserer Vorfahren und unserer Nachkommen.

Praktikum

Ahnenarbeit

Aussöhnung mit Ihren Vorfahren

Zur Vorbereitung besorgen Sie sich bitte alte Fotos Ihrer Familie, die Sie später auf den Altar legen. Ordnen Sie die Bilder umgekehrt chronologisch, beginnend mit Ihnen selbst. Dahinter legen Sie Vater und Mutter, hinter den Vater die Eltern des Vaters, hinter die Mutter deren Eltern.

Sollten Sie auch Bilder Ihrer Urgroßeltern haben, umso besser; anderenfalls genügt es auch, wenn Sie hinter die Großeltern symbolisch ein Familienfoto aus deren Generation legen.

Verbinden Sie sich nun mit Ihrem Führungsgeist. Bitten Sie ihn, dass er Ihnen Ihre Abstammungslinie väterlicherseits zeigt.

Sobald Sie die erste Vision erhalten, nehmen Sie Kontakt zu den Seelen auf, die Sie wahrnehmen. (Diese Vision besteht oft aus einer Art Foto, auf dem der Vater vorn steht und seine Vorfahren sich hinter ihm aufreihen.)

Dann können Sie den Angehörigen dieser Abstimmungslinie Fragen stellen, beginnend mit Ihrem Vater. Erkundigen Sie sich nach den Biografien, bitten Sie darum, wichtige Ereignisse aus dem Leben der Betrefeffenden gezeigt zu bekommen.

Nehmen Sie wahr, wie sich das Leben Ihrer Vorfahren in der männlichen Linie gestaltet hat. Fragen Sie auch nach den familiären Beziehungen im Einzelnen. Bitten Sie um eine Vision der Energie: Wie viel und welche Energie hat Ihr Vater von seinen Eltern und Großeltern erhalten? Und wie ist diese Energie zu Ihnen weitergeflossen?

Genauso halten Sie es anschließend mit Ihrer Abstammungslinie mütterlicherseits, beginnend mit Ihrer Mama.

(Diese Reihenfolge ist nicht zwingend, genauso gut können Sie auch mit Ihrer Mutter anfangen und sich die väterliche Linie anschließend zeigen lassen, das steht ganz in Ihrem Ermessen.)

Allgemein gilt: Lassen Sie sich das Leben Ihrer Vorfahren in Bildern und Visionen zeigen.

Fordern Sie Ihre Vorfahren auf: Bitte, zeigt mir euer Leben, damit ich es verstehe und auch begreife, inwiefern es sich auf mich ausgewirkt hat.

So können Sie sich mit Ihren Eltern aussöhnen und auch mit Ihren Großund Urgroßeltern.

Bleiben Sie dabei stets vollkommen durchlässig und versuchen Sie den Visionen, die Sie erhalten, in entspannter Neutralität zu begegnen.

Fragen Sie Ihre Vorfahren auch, was Sie tun können, damit es Ihnen besser geht. Vielleicht bekommen Sie bei dieser Gelegenheit ein Ritual eingegeben, das nicht nur Ihnen hilft, sondern auch Ihren Ahnen.

Bitten Sie anschließend Ihren Führungsgeist, Ihnen anhand von Szenen aus Ihrer persönlichen Vergangenheit die Begrenzungen aufzuzeigen, die Sie von Ihren Vorfahren übernommen haben, damit Sie die Chance bekommen, sie aufzulösen und die Energie der Ahnen frei fließen zu lassen.

Bitten Sie Ihren Führungsgeist um eine Lösung für die Zukunft. Lassen Sie sich zeigen, wie sich Ihr zukünftiges Leben in Freiheit gestaltet, nachdem die Begrenzungen aufgelöst sind.

Führen Sie alle Rituale durch, die Ihnen eventuell gezeigt wurden.

Nun sind Sie bereit, Kontakt mit einem Ihrer schamanischen Vorfahren aufzunehmen.

Einen Ahnen als Lehrer finden

Verbinden Sie sich erneut mit Ihrem Führungsgeist und bitten Sie ihn, Ihnen einen schamanischen Vorfahren zu zeigen, dessen Geist bereits an dem für ihn richtigen Ort im Jenseits angekommen ist und der bereit ist, Sie zu lehren.

Im nächsten Schritt bitten Sie Ihren Führungsgeist, den Kontakt mit dem betreffenden Geist herzustellen.

Sobald Sie die ersten Visionen erhalten, können Sie mit der Kommunikation beginnen.

Lassen Sie sich Leben und Wirken Ihres Vorfahren zeigen und fragen Sie ihn, auf welche Weise er Sie bei Ihrer schamanischen Arbeit unterstützen kann.

Setzen Sie die Informationen, die Sie erhalten, in Beziehung zu Ihren Interessen, Neigungen und Talenten.

Wenn Sie sich nicht sicher sind, ob Sie die Botschaften Ihres Ahnen richtig verstanden haben, scheuen Sie nicht davor zurück, Ihren Führungsgeist, der Sie bei dieser Kommunikation bedingungslos unterstützt, um Erklärungen zu bitten.

Sobald alle Ihre Fragen zufriedenstellend beantwortet sind, bedanken Sie sich und lösen die Verbindung.

Von nun an haben Sie einen schamanischen Lehrer aus Ihrer Abstammungslinie in der geistigen Welt, den Sie jederzeit kontaktieren und um Rat bitten können.

Acht

Die Sprache der Geister entschlüsseln

Im letzten Kapitel dieses Buches möchte ich mich noch mit zwei Themen beschäftigen, die auf den ersten Blick überhaupt nichts miteinander zu tun haben: Träume und Prophezeiungen. Doch wie so oft, wenn es um die geistige Welt geht, trügt der Schein. Denn sowohl in unseren Träumen als auch in den Eingaben, die wir erhalten, wenn wir weissagen = wahrsagen, sprechen die Geister zu uns. Und es gilt, diese Sprache zu lernen, um die Metaphern, deren sie sich bedient, entschlüsseln und verstehen zu können.

Den Anfang machen:

Unsere Träume

Aus spirituell-schamanischer Sicht verlässt die menschliche Seele im Traum den Körper und reist in die parallel existierende Traumwelt.

Damit verbindet die Seele die Absicht, Erfahrungen zu machen, die ihr in der irdischen Normalität nicht in diesem Umfang möglich wären, wenn überhaupt.

Zu den Erfahrungen, die wir – jeder von uns, nicht nur Schamanen – im Traum machen können, gehört auch der Empfang von Informationen aus der anderen Welt. Denn die Gelegenheit, unserer Seele auf der Reise zu begegnen, nutzen Geistwesen gern, um mit uns in Kontakt zu treten. Sie erscheinen den Menschen im Traum und übermitteln uns ihre Botschaften.

Das Phänomen, das wir als »Déjà-vu-Erlebnis« kennen, ist nur eine der möglichen Erscheinungsformen der Geister-Präsenz in unseren Träumen. Kennen wir das nicht alle: Wir kommen an einen Ort und wissen ganz genau, dass wir noch nie dort waren – und dennoch mutet er uns unglaublich vertraut an und bestens bekannt.

Aus spiritueller Sicht ist ein solches Déjà-vu (»Schon einmal gesehen«) ein Hinweis darauf, dass wir tatsächlich schon einmal an diesem Ort waren: in der anderen Welt des Traumes nämlich. Deshalb nehmen Schamanen solche Erfahrungen auch sehr ernst. Denn wir wissen: Mit diesem Erlebnis verbinden die Geistwesen irgendeine Botschaft oder Information, die sie uns übermitteln möchten, weil sie für unser Leben von Bedeutung ist, auch wenn rein verstandesmäßig eigentlich nichts darauf hindeutet.

Aber Vorsicht: Auf seelischer Ebene kann etwas, das wir rational betrachtet für vollkommen unwichtig halten, durchaus von großer Aussagekraft sein.

Was wir mit solchen Fingerzeigen anfangen, ist natürlich jedem selbst überlassen. Ich jedenfalls betrachte ein Déjà-vu immer als ein Geschenk der spirituellen Welt und verbinde mich mit meinem Führungsgeist, um den Hinweis, den es enthält, mit seiner Hilfe zu entschlüsseln.

In den Kulissen der geistigen Welt

Aber nun zu unseren Träumen und den Botschaften, die uns die mitfühlenden Geister darin metaphorisch verpackt übermitteln, um unsere persönliche Entwicklung zu unterstützen. Die Art der Botschaftsübermittlung ähnelt, wenn man so will, der Entstehung eines Filmes. Denn sobald man in die Welt des Traumes eintritt, bewegt man sich in bestimmten Kulissen. Der Regisseur, der diese Kulissen erdacht hat, ist die geistige Welt, die zusätzlich dem Theater angehört. Im Ensemble der auftretenden Schauspieler übernimmt der Träumende die Hauptrolle, auch wenn er nicht in jeder Szene des Films selbst vor der Kamera agiert.

Wie sich die Handlung des Streifens entwickeln wird, hängt nun ganz von dem Genre ab, dem der Film zuzuordnen ist. Vielleicht ist es nur ein kurzer, nichtssagender Video-Clip, der kurz nach seinem Erscheinen schon wieder vergessen sein wird. Vielleicht handelt es sich aber auch um einen echten Schocker, so einen richtigen Thriller mit Action und Todesgefahr und allem Pipapo. Es könnte also ein unbedeutender Film sein – ein »kleiner Traum« – oder zum Beispiel auch ein Horrorfilm – ein Angsttraum. (Auf beides komme ich später noch zurück.)

Vielleicht wird des Nachts in Ihrem Bettchen aber auch ein wahrer Hollywood-Streifen gedreht, den Sie viele Jahre später noch in Erinnerung haben, weil er in die Geschichte eingeht (sei es die Filmgeschichte oder Ihre persönliche Biographie). Das liegt daran, dass dieser Film einen Ausschnitt aus dem Leben des Hauptdarstellers beziehungsweise seiner Entwicklung in Form eines Heldenepos erzählt – was in unserem Vergleich einem »großen Traum« entsprechen würde.

In diesem Fall kommt den Nebenfiguren – im Traum den Geistern, die als Mitspieler auftreten –, die Aufgabe zu, als treibende Kraft auf den Hauptdarsteller-Helden einzuwirken, um seine Entwicklung zu fördern, auf welche Weise auch immer.

Die Traumwelt mit ihren mitunter bizarren Kulissen und Mitwirkenden ist einzig und allein dafür da, als Lernuniversum für die Seele zu dienen.

Sobald sie dort erlebt hat, was sie erleben sollte, kehrt sie wieder in ihren Körper zurück. Meistens schläft der Träumende dann weiter, um erst am Morgen wieder aufzuwachen, eventuell nach nochmaligen Abstechern in die Traumwelt. Mit dem Aufwachen verblassen die Träume im Allgemeinen schnell und sind bald vergessen.

Doch manche Botschaften der geistigen Welt sind so intensiv und/oder berührend, dass wir sogar von ihnen aufwachen, wenn die Seele in den Körper zurückkehrt, und sie in unseren Tag mitnehmen, ins Wachbewusstsein.

Schon allein daran können wir erkennen, wenn es sich um einen wichtigen, bedeutungsvollen, mit anderen Worten: einen »großen« Traum handelt, wie Schamanen sagen, im Gegensatz zu einem »kleinen«, bei dem wir nur die Ereignisse des vergangen Tages verarbeiten oder zum Beispiel etwas aufgreifen, was wir im Fernsehen gesehen haben.

Den großen Träumen sollten wir auf alle Fälle Beachtung schenken, denn sie enthalten – traumtypisch verschlüsselt – wichtige Informationen der geistigen Welt.

Dass es sich um einen großen Traum handelt, merken wir, wie schon gesagt, daran, dass er uns nach dem Aufwachen noch gut in Erinnerung ist. Er beschäftigt uns tagsüber und oft haben wir auch das Bedürfnis, darüber zu sprechen: »Stell dir vor, was ich heute Nacht geträumt habe …«

Abgesehen von ihrer gefühlsmäßigen Intensität zeichnen sich große Träume aber noch durch etwas anderes aus: Sie treten mehrmals auf. Wenn man, so meine Erfahrung, dreimal in etwa dasselbe träumt, kann man mit Bestimmtheit davon ausgehen, dass es sich um einen großen Traum handelt, den man nicht ignorieren sollte.

Da auch die kleinen Träume mitunter von bemerkenswerter Gefühlsintensität sein können, habe ich es mir zur Angewohnheit gemacht abzuwarten, ob ich einen ähnlichen Traum zwei- oder gar dreimal habe, bevor ich ihn als einen »großen« bewerte. Zu wissen, dass es sich um einen großen Traum handelt, genügt aber noch nicht. Vielmehr geht es darum, auch die richtigen Schlüsse daraus zu ziehen.

Wir neigen in solchen Fällen dazu, den Trauminhalt mithilfe irgendwelcher Versatzstücke aus der Küchenpsychologie zu interpretieren. Aber Vorsicht: Oft ist es besser, den Traum erst einmal so hinzunehmen, wie er ist, um nicht auf die falsche Fährte geführt zu werden. Denn jedwede »Traumdeutung« mithilfe des Verstandes gerät allzu leicht in Gefahr, in die Irre zu gehen und von der eigentlichen Botschaft wegzuführen.

Deshalb möchte ich an dieser Stelle in aller Deutlichkeit sagen: Hände weg von jeglichem Versuch, große Träume »logisch« erklären zu wollen.

Der sicherste Weg, um Fehldeutungen auszuschließen, besteht darin, dass Sie sich mit Ihrem Führungsgeist verbinden und in enger Kooperation mit ihm der Bedeutung des Traumes nachgehen.

Denn die Botschaft, die er enthält, kann eine vollkommen andere sein, als wir gedacht hätten. Besonders deutlich wird das an Albträumen, in denen wir schreckliche Dinge erleben und uns geschwächt, gar am Boden zerstört fühlen. Doch das Gegenteil ist der Fall. In Wahrheit führen uns gerade solche Träume an die Quelle unserer eigentlichen Stärke. Es verhält sich genau wie sonst so oft im Leben auch: Probleme, mit denen wir uns konfrontiert sehen, stärken uns. Deshalb sind Albträume – so absurd es sich für die Alltagslogik auch anhören mag – von enormer initiatorischer Kraft.

Mein Beinahe-Absturz

Mir träumte einmal von einem Flugzeugabsturz. Ich befand mich in der freien Natur, als die Maschine hoch über mir in den Sinkflug ging und bald darauf am Boden zerschellte. Die Bilder, die mir dieser Traum übermittelte, waren so schrecklich, dass ich beim Aufwachen äußerst erleichtert dachte: Gott sei Dank, nur ein Albtraum!

Für mich hatte sich der Fall damit.

Doch einige Zeit später träumte ich etwas ganz Ähnliches noch einmal. Wieder befand ich mich in der freien Natur, wieder stürzte ganz in meiner Nähe ein Flugzeug ab. Und wieder war ich erleichtert, dass es sich nur um einen Traum gehandelt hatte.

Jetzt aber schon zum zweiten Mal.

Nun, solche Katastrophen kommen vor, redete mir mein Verstand ein. Vielleicht hast du im Fernsehen von einer gehört, aber mit dir persönlich hat das nichts zu tun.

Und damit war auch das wieder erledigt.

Bis, ja bis … ich erneut von einem Flugzeug träumte. Diesmal war ich jedoch selbst mit an Bord.

»Bitte anschnallen«, höre ich die Stimme des Kapitäns über die Lautsprecher. Und dann ploppt auch schon eine Sauerstoffmaske zu mir hinab. Schnell ziehe ich sie mir über Mund und Nase, atme tief ein. Und dann erst realisiere ich: Das Flugzeug, in dem ich sitze, rast in mörderischer Geschwindigkeit auf den Erdboden zu. Panik macht sich unter den Passagieren breit. Und ich bin mittendrin.

Kurz bevor wir zerschellen, wachte ich schweißgebadet auf. In Todesangst. Ich zitterte am ganzen Leib, mein Puls raste.

Nur langsam kam ich wieder zu mir. Nachdem ich mich einigermaßen beruhigt hatte – schließlich war es nur ein Traum –, wurde mir klar: Das kannst du jetzt nicht mehr ignorieren. Nachdem du dreimal von einem Flugzeugabsturz geträumt hast, musst du der Sache nachgehen.

Sobald ich Muße dafür fand, zog ich mich in mein Arbeitszimmer zurück, legte mich auf die Couch und verband mich mit meinem Führungsgeist, um Näheres in Erfahrung zu bringen.

Ich wurde direkt wieder in den letzten Traum hineingeführt, sah mich im Flugzeug sitzen, der Druck in der Kabine fällt ab, ich streife mir die Sauerstoffmaske über, die Maschine beginnt in erschreckender Geschwindigkeit zu sinken …

Und obwohl mir auf der Alltagsebene meines Bewusstseins klar war, dass mir nichts geschehen konnte, weil es sich »nur« um einen Tagtraum handelte, geriet ich wieder in Panik.

Doch genau in dem Moment, in dem mich Todesangst zu überwältigen drohte, trat die Wende ein. Das Flugzeug stabilisierte sich wieder und die Stimme des Kapitäns drang aus den Bordlautsprechern: »Meine Damen und Herren, im Namen der Fluggesellschaft bitte ich Sie um Entschuldigung. Dieses Manöver war ein vorgeschriebener Test für den Notfall.«

Also nur eine Katastrophenübung! Selbst in meinem Tagtraum spürte ich unendliche Erleichterung, zumal der restliche Flug bis zur baldigen Landung ohne weitere Zwischenfälle verlief.

Aber was sollte das Ganze?

Das fragte ich auch meinen Führungsgeist, doch im Grunde ahnte ich die Antwort bereits:

Es ging um meine Ängste.

Sie waren unbegründet, hatte mir der Traum mitteilen wollen, auch wenn es ganz anders gewirkt hatte.

In der Zwiesprache mit meinem Führungsgeist erkannte ich zudem, dass auch die Turbulenzen in meinem Leben, die mir immer so viel Angst einjagten, nur Katastrophenübungen waren – wie die in meinem Tagtraum.

Mehr noch: Wir Menschen brauchen solche Katastrophenübungen = Probleme, um aus ihnen Kraft zu beziehen und daran wachsen zu können.

Die Panik, die mich im Flugzeug erfasst hatte, war ein genaues Abbild der überwältigenden Ängste, die ich auch im Alltag immer wieder empfunden hatte, wenn ich mich in einer Situation befand, für die ich zunächst keine Lösung wusste, weil sie mich mit einem Thema konfrontierte, das sich der Willenskraft und dem Verstand entzog.

Wie viele, wenn nicht die meisten Menschen neigte auch ich dazu, alles exakt planen zu wollen. Da das aber natürlich nicht geht, versetzte mich alles Unvorhersehbare in Panik.

Und durch den Traum vom Flugzeugabsturz hatte die geistige Welt meine Aufmerksamkeit auf diese Panik gelenkt, die nichts anderes war als pure Lebensangst und lange meine ganze Existenz überschattete.

Durch die unvermutete Wendung zum Guten, die dieser Angsttraum in der Kooperation mit meinem Führungsgeist genommen hatte, wurde mir ein für alle Mal deutlich, dass meine Ängste jeder Grundlage entbehrten und nur daher rührten, dass ich meinem Verstand mit allzu großer Energie versorgte.

Die Botschaft war angekommen. In aller Deutlichkeit.

Ich dankte meinem geistigen Führer und löste die Verbindung.

Schon zu diesem Zeitpunkt war mir klar, dass ich aus meinem »großen« Absturz-Traum und seiner anschließenden Deutung mithilfe meines Führungsgeistes enorm viel lernen konnte. Und tatsächlich: Die Botschaft der geistigen Welt gab mir auf meinem Lebensweg eine ganz neue Orientierung, weil sie mich lehrte, lockerer mit Unvorhergesehenem, Unplanbaren umzugehen.

Auch heute noch, Jahre später, kann ich von diesem Traum profitieren. Wann immer ich wieder einmal in mein altes Muster zurückfalle und mir Sorgen über irgendwelche ungelegte Eier mache, tauchen Bruchstücke des Traumes vor meinem inneren Auge auf. Ich weiß dann, dass mir mein Führungsgeist damit eine Botschaft übermittelt, und finde auch meistens schnell eine Lösung für das Problem, das mich beschäftigt hat.

Angstträume essen Seele auf? Ganz im Gegenteil

Angstträume beinhalten immer eine Botschaft. Denn die geistige Welt will uns damit etwas zeigen oder auf etwas hinweisen. Was immer das im Einzelnen auch sein mag: Wenn wir den Fingerzeig beachten – und das sollten wir auf alle Fälle tun! –, wachsen wir daran und entwickeln uns weiter. Insofern bedeuten Angstträume auch immer Heilung.

Denn was ist es denn, was uns den größten Schrecken einjagt? Doch nur die Angst vor der Angst. Die Angst vor allem Unvorhergesehen macht uns das Leben so schwer.

Und unvorhersehbar ist außer dem Umstand, dass wir alle eines Tages unsere sterbliche Hülle ablegen werden, ja eigentlich so ziemlich alles.

Demnach könnten wir ständig Angst haben. Aber würde das was bringen? Wohl kaum.

Man kann es drehen und wenden, wie man will: Angst ist nichts als die Vorwegnahme eines negativen Ausgangs (von was auch immer) – und folgt, was das Schlimmste ist, wie so vieles andere auch, gern dem Muster der sich selbst erfüllenden Prophezeiung.

Und Hand aufs Herz: Fürchten wir uns manchmal nicht sogar schon davor, einen Anruf zu tätigen – aus lauter Angst vor einer möglichen Absage?

Was für ein Unsinn!

Theoretisch wissen wir das natürlich alle, um es aber zu realisieren, bedarf es offenbar doch immer wieder einer Erinnerung der geistigen Welt – etwa durch einen Albtraum wie dem meinen vom Flugzeugabsturz.

Früher wurden in manchen Kulturen angehende Schamanen im Rahmen ihrer Initiationen sogar eigens lebensbedrohlichen Situationen ausgesetzt, um herauszufinden, ob sie auch unter extremen Bedingungen bereit waren, ihrem Führungsgeist zu vertrauen, der ihnen einen Ausweg aus der Gefahr wies. (Die einzige Möglichkeit, diese Prüfung erfolgreich zu absolvieren, bestand darin, sie zu überleben.) Solche brutalen archaischen Rituale sind heute glücklicherweise nicht mehr üblich, nirgendwo auf der Welt, soviel ich weiß. Und ich habe sie auch nur erwähnt, um auf die Bedeutung, die die Angst für die schamanische Arbeit hat, hinzuweisen.

Denn dort, wo die größte Angst ist, liegt immer auch unsere größte Kraft. Das ist die Botschaft, die uns die Geistwesen in Angstträumen übermitteln.

Und da jede Angst, die wir überwinden, mit spirituellem Wachstum einhergeht, ist sie auch Katalysator jeder persönlichen Weiterentwicklung. Eine besondere Form der Initiation.

Von der Sehergabe

Träumen kann jeder. Und es tun auch alle; des Nachts suchen uns die Geister auf und teilen sich uns mit, manchmal sogar in großen Träumen, die sie uns schenken, ob wir ihre Sprache verstehen oder nicht.

Im zweiten Teil dieses Kapitels möchte ich über einen Aspekt der schamanischen Arbeit sprechen, der auf traumähnlichen Zuständen beruht – mit dem Unterschied, dass wir sie bewusst herbeiführen: über das Weissagen beziehungsweise die Prophetie in Trance.

Schon zu Beginn des Buches habe ich den Zustand der Trance mit den Tagträumen verglichen. Ähnlich wie in der Nacht werden wir dabei von den Geistern in die Realität einer Kulissenwelt geführt und mit Informationen versorgt – die wir Visionen nennen.

Visionen sind aus demselben spirituellen Stoff gemacht wie

unsere Träume. Dabei dürfen wir ein Zwischenland betreten, in dem uns die Geister Einblick in Dimensionen gewähren, die in der Normalität des Alltags unzugänglich bleiben. In dieser Trance-Welt, die keinen Unterschied zwischen Vergangenheit, Gegenwart und Zukunft kennt und in der auch Räume im Nu zu überwinden sind, bewegt sich der Schamane oder er beobachtet – sieht –, um für Ratsuchende Wichtiges in Erfahrung zu bringen.

Ob das auch jeder kann, fragen Sie, wie das Träumen?

Ja, antworte ich, prinzipiell schon, aber man muss gewisse Voraussetzungen mitbringen und es zudem lernen. Im Grunde ist es wie beim Singen oder jeder anderen künstlerischen Kompetenz. Die grundlegende Fähigkeit dazu hat jeder Mensch: Wir alle können den Pinsel über die Leinwand führen, können Töne zu Melodien aneinanderreihen oder Wörter so zusammenfügen, dass sie sich am Zeilenende reimen. Aber nicht aus jedem von uns wird ein Maler, Sänger oder Dichter. Und schon gar kein bedeutender.

Denn nicht nur, dass die Begabungen unterschiedlich verteilt sind, es mag auch nicht jeder sein ganzes Leben diesem Talent widmen (um nicht zu sagen: opfern). Und die nötige Aufgeschlossenheit und Lernbereitschaft, das Engagement und die Qualen, die damit verbunden sein können, bringen gleichfalls nicht alle auf oder mögen sie ertragen. Doch wer wirklich zum Künstler geboren ist, wird dieser Berufung irgendwann folgen. Oder er geht auf Dauer kaputt.

Ähnlich ist es mit der Sehergabe. Wobei man auch sagen muss: Nicht jeder Schamane ist automatisch auch Prophet beziehungsweise Weis- oder Wahrsager, viele nutzen ihre Fähigkeiten schwerpunktmäßig auf dem Gebiet der Heilung. Denn wie ich in einem anderen Zusammenhang schon einmal angedeutet habe, gibt es Spezialisierung auch im Schamanismus.

Aber ein Bild habe ich schon mal gemalt, werden Sie mir entgegenhalten. Ich singe auch gern unter der Dusche und als ich noch ein Kind war, hat sich meine Mutter immer sehr über die Gedichte gefreut, die ich ihr zu Weihnachten und zum Geburtstag geschrieben habe. Dass ich das alles irgendwie kann, wenn auch nicht besonders, weiß ich also. Aber hellsehen? Wahrsagen? Prophezeien?

Haben Sie noch nie einen Geistesblitz gehabt, frage ich zurück. Noch nie auf Ihren Bauch gehört und daraufhin die richtige Entscheidung getroffen? Haben Sie noch nie aus einem Impuls heraus bei einer Tante oder einem Freund, von dem Sie lange nichts gehört haben, angerufen und die betreffende Person hat am Telefon als Erstes zu Ihnen gesagt: An dich hab ich auch gerade gedacht, was für ein Zufall …?

Dieser Art sind die allgemein menschlichen Fähigkeiten, auf denen eine Qualifizierung zum Propheten basiert, Intuition, Durchlässigkeit und das Vermögen, sich widerstandslos auf die Einflüsterungen einer anderen Wirklichkeit einzulassen.

Wir sprechen also über die Gabe, Wissen, Informationen und Eingabungen aus der geistigen Welt in unsere physische Wirklichkeit zu übermitteln, wenn wir uns mit Weissagen beziehungsweise Prophezeien beschäftigen.

Unnötig zu sagen, dass dies in der gegenwärtigen Zeiten, zumal in unseren Breiten, vollkommen aus der Mode gekommen ist. Vielen mag es deshalb schwerfallen, sich vorzustellen, dass die Geschicke der Menschheit dereinst von bedeutenden Propheten bestimmt wurden. Aber haben wir nicht alle im Geschichtsunterricht an der Schule einmal vom Orakel von Delphi gehört?

Die größten Kulturleistungen vergangener Epochen beruhen zu einem Gutteil auf Prophetie – denken wir nur an die Zehn

Gebote, die Moses auf dem Berg Sinai von Gott eingegeben wurden und die noch heute den Verhaltenskodex der gesamten westlichen Welt bilden. Überhaupt spielt die Prophetie in den drei Schriftreligionen Judentum, Christentum und Islam eine, wenn nicht die zentrale Rolle. Und obwohl es in Vergessenheit geraten ist: Auch Jesus selbst war ein Prophet. In anderen Kulturen der Welt wurde das Weissagen länger gepflegt als bei uns – und nicht überall ist diese Tradition so weit verdrängt worden, bis heute nicht.

Die Indianer Nordamerikas zum Beispiel hatten ihre Propheten. Zu ihnen gehörte etwa der jüngere Bruder des berühmten Häuptlings Tecumseh, Tenskawata, der Anführer einer religiösen Erneuerungsbewegung des Shawnee-Stammes.

Und auch Sitting Bull, Häuptling und Schamane der Hunkpapa-Sioux, war Prophet (nur dass er nie so genannt wurde). Ihm gaben die Geister die Vision ein, dass es möglich sein würde, die Weißen zu besiegen. Aufgrund dieser Eingabe vereinte er die Indianer und führte sie zum letzten großen Sieg über die Eroberer, bei dem General Custers Truppen vernichtend geschlagen wurden.

Ich selbst hatte auf meinen Studienreisen das Glück, großen Propheten begegnen zu dürfen, etwa dem spirituellen Führer Sri Brabuji in Indien, der sich mit einem Geistwesen aus der hinduistischen Mythologie verbindet, um Ratsuchenden eine Perspektive für ihr Leben zu weisen.

Ähnliches erlebte ich in der buddhistisch-schamanistisch geprägten Mongolei, wo es sogar bedeutende Schamanismus-Schulen gibt, in denen unter anderem Weissagen gelehrt wird.

Auch der tibetische Bön-Schamanismus kennt speziell ausgebildete Orakel, die sich in Trance mit ihrem Führungsgeist verbinden und wichtige Hinweise für die Lebensführung von ihm erhalten, die sie weitergeben, um Menschen bei der Bewältigung ihres Alltags zu helfen.

Das Orts-Orakel

In Ladakh hatten wir Christine und ich die Gelegenheit, uns mit der Dorfschamanin Tirit zu unterhalten, die für die Bewohner ihrer Ortschaft auch als Orakel fungiert. Wie sie uns erklärte, versammelt sich immer zur Wintersonnenwende das ganze Dorf, um zu erfahren, was die Geister ihr für das kommende Jahr eingeben.

Sie berichtete uns:

»Wenn ich das große Orakel für das Dorf mache, kommt der Berggeist zu mir, der bereits meinem Vater diente.

In den Durchsagen, die ich bei der Sonnenwende erhalte, werden die Menschen oft aufgefordert, ihr Leben zu verändern, bestimmte Rituale durchzuführen und vor allem auch: den Geistern zu opfern.

Aber die Menschen hier sind sehr arm und viele von ihnen sehen nicht ein, dass sie von dem Wenigen, das sie im Winter haben, auch noch etwas abgeben sollen. So weigern sie sich, wenn der Geist Opferbereitschaft von ihnen verlangt. Aber wie kurzsichtig das doch ist!

Ich wirke schon lange in diesem Dorf, auch als ich meinem Vater noch bei seinen Weissagungen assistiert habe. Und in all diesen Jahren habe ich die Erfahrung gemacht, dass die Aussagen der Spirits immer stimmen, immer!

Und die Geister meinen es gut mit den Menschen hier – nur müssen die Leute ihren Anweisungen auch Folge leisten. Anderenfalls wird große Not über unser Dorf kommen.«

Auch wenn es uns Bewohnern der westlichen Welt schwerfällt, sich eine materielle Armut, wie sie zum Beispiel in Ladakh herrscht, auch nur vorzustellen: Ich ahnte, welche tiefe Weisheit aus Tirit sprach. Der Winter im Himalaya ist bei Minustemperaturen von bis zu dreißig Grad Celsius hart und beginnt früh, im

Oktober schon. Und wenn sich die Menschen nicht an die Erkenntnisse halten, die das Orakel aus der geistigen Welt bezieht, geraten sie in Gefahr, Hunger zu leiden, weil ihre Ernte nicht reich genug ausfällt, um alle zu sättigen.

Tirits Äußerungen uns gegenüber verdeutlichten den Respekt vor ihrem Führungsgeist, dem Bergspirit, aber zugleich auch das grenzenlose Vertrauen, das sie zu ihm hat.

Wir alle, die wir im Westen als Schamanen tätig sind, können uns ein Beispiel an ihrer bedingungslosen Hingabe an die geistige Welt und das Wohl der bei ihr Rat Suchenden nehmen, finden Sie nicht auch?

Der Channel – ein Kanal in die andere Welt

Anleitungen und Übungen zum Ausbau Ihrer Sehergabe finden Sie im Praktikum am Ende dieses Kapitels, deshalb will ich mich an dieser Stelle gar nicht weiter damit aufhalten. Nur so viel: Der Dreh und Angelpunkt dieser Fähigkeit besteht in Ihrer Durchlässigkeit gegenüber den Einflüssen der geistigen Welt. Im englischen Sprachraum nennt man die praktizierte Fähigkeit der Durch beziehungsweise Weitergabe von Informationen der Spirits über einen Mittelsmann oder eine Mittelsfrau an Dritte auch »Channeling«. Dieses Bild eines Kanals, der die geistige mit der normal-physischen Welt verbindet, trifft es eigentlich sehr gut. Denn wir geben ja nur weiter, was wir empfangen. Mehr nicht – aber auch nicht weniger.

Im Prozess des Empfangens von Visionen spielt unser geistiges Empfindungsvermögen die entscheidende Rolle, also das nicht-körperliche Sehen, Hören, Riechen und Schmecken, das wir im Allgemeinen im dritten Auge lokalisieren, auf der Mitte der Stirn oberhalb der Brauen.

Um Zugang zur anderen Welt zu finden, wenden wir uns

also nach innen, gehen in den Bewusstseinszustand einer tagtraumähnlichen Trance und überantworten uns ganz unseren geistigen Antennen. Dabei hilft es, wenn wir die äußeren Einflüsse, die auf uns einwirken, weitestgehend ausschalten. Deshalb ist es, für mich jedenfalls, eine Selbstverständlichkeit, bei der schamanischen Arbeit Telefon und alle anderen möglichen akustischen Störquellen abzustellen. Erfahrungsgemäß ist es aber auch empfehlenswert, die Augen zu schließen, um gesammelte Konzentration zu erreichen. Denn dann sehen wir umso besser: mit unserem dritten, geistigen, dem visionären Auge unseres Geistkörpers.

Der Griff des Jagdgewehrs

Da ich mich nicht mit fremden Federn schmücken möchte, sag ich es lieber gleich: Der folgende Bericht über die Suche nach einem Gegenstand mithilfe der geistigen Welt stammt nicht von mir, sondern von meiner Frau.

Christine erzählt:

»Eines Morgens hatte ich plötzlich das dringende Bedürfnis, mit meiner Tochter zu telefonieren. (Sie lebte zu der Zeit circa vierhundert Kilometer von unserem Wohnort entfernt und absolvierte eine Fachschule zur Büchsenmacherin.) Eigentlich rechnete ich im Grunde damit, dass sie ihr Handy, wie meistens zu dieser Uhrzeit, abgestellt haben würde, aber nein, schon nach dem zweiten Klingeln ging sie ran.

An ihrer Stimme hörte ich sofort, dass irgendetwas nicht stimmte. ›Was ist denn los?‹, fragte ich sie.

›Ach, ich bin schon den ganzen Morgen dabei, den Griff eines Jagdgewehrs zu suchen, das ich heute noch zusammensetzen und abgeben muss. Aber ich find ihn einfach nicht, hab schon die ganze Werkstatt danach abgesucht.«

›Ob ich mal nachschauen soll?‹, bot ich ihr an.

Sie stimmte begeistert zu: ›Ja, bitte, Mama, wenn du das tun würdest?‹

›Ich versuch's, aber versprechen kann ich dir nichts, es ist nur ein Experiment.‹

›Klar. Aber würde es dir helfen, wenn ich dir ein Foto von dem Griff aufs Handy schicken würde?‹

Ich sagte ›ja‹, und damit beendeten wir das Gespräch.

Sofort machte ich mich auf den Weg ins Arbeitszimmer und hatte gerade mit meinen Vorbereitungen begonnen, als auch schon das versprochene Foto auf dem Mobiltelefon eintraf.

Ich rief mein Krafttier herbei und bat es, den Griff des Jagdgewehrs mit mir zu suchen.

Mein Führungsgeist leitete mich nicht, wie ich eigentlich erwartet hätte, in die Werkstatt, in der meine Tochter arbeitete, sondern in ihre Wohnung.

Dort suchten wir alles ab, Küche, Bad und Flur, aber irgendwie hatte ich noch nicht das Gefühl, auf der richtigen Fährte zu sein. Ebensowenig in der Wohnstube.

›Bitte, führe mich genau an die Stelle, an der dieser Griff verlorengegangen ist«, wiederholte ich meine Bitte.

Plötzlich befand ich mich geistig im Schlafzimmer meiner Tochter – Hunderte von Kilometern weit entfernt.

Und siehe da: Mein Krafttier wurde fündig. Plötzlich bekam ich die Eingebung: Der Griff musste irgendwo in der Nähe des Schlafzimmerschrankes sein, in einer Ecke, weiter oben, wo es ziemlich dunkel war.

Ich bedankte mich bei meinem Krafttier und verabschiedete mich für dieses Mal von ihm. Dann stürzte ich wieder ans Telefon, um meine Tochter anzurufen.

Ich erklärte ihr, wo mich die schamanische Suche hingeführt hatte, versuchte aber zugleich auch, ihr keine übertriebene Hoffnung zu machen, denn eine gewisse Unsicherheit empfand ich natürlich schon. Allzu viele Gewehrgriffe am anderen Ende Österreichs hatten mein Krafttier und ich zu dem Zeitpunkt nämlich noch nicht aufgespürt.

›Ich fahr‹ auf jeden Fall sofort nach Hause und guck nach‹, sagte sie. ›Eine andere Chance sehe ich Moment nicht. Und außerdem, wenn du das jetzt so sagst: Es kann tatsächlich sein, dass mir der Griff im Schlafzimmer aus der Handtasche gefallen ist, als ich sie weglegen wollte.‹

›Er liegt aber, glaube ich, nicht am Boden, sondern ist irgendwo weiter oben, wo nicht so viel Licht hinfällt‹, gab ich ihr noch mit auf den Weg.

Und dann fing ich an zu warten. Zunehmend nervös. Denn ich war mir der Verantwortung, die ich meiner Tochter gegenüber übernommen hatte, mehr als bewusst.

Als sie fünfzehn Minuten später wieder anrief, konnten wir es beide kaum fassen: Sie hatte den Gewehrgriff tatsächlich wiedergefunden, genau an der Stelle, an der ich ihn in meiner Vision gesehen hatte. »Neben meinem Schlafzimmerschrank ist eine Pinnwand, und dort muss ich den Griff hingehängt haben, ohne mich daran zu erinnern. Jedenfalls war er da, in dieser dunklen Ecke oben neben dem Schrank in einem Stoffbeutelchen.‹

Und mir stellten sich an beiden Unterarmen die Härchen auf vor lauter freudiger Erregung.«

Hin und hergerissen

Am Rande einer Fortgeschrittenen-Gruppe unseres Ausbildungsprogramms kam ich mit Stefanie ins Gespräch, die mir ein privates Problem anvertraute, das sie zu der Zeit sehr beschäftigte.

»Mir ist eine tolle neue Arbeitsstelle angeboten worden«, sagte sie zu mir.

Doch noch bevor ich ihr gratulieren konnte, fuhr sie fort:

»Ich bin hin- und hergerissen, ob ich sie annehmen soll oder nicht.«

»Wieso, was spricht dagegen?«

»Na ja, mein Mann und ich wünschen uns von Herzen ein Kind. Und wenn ich jetzt nach so vielen Jahren bei meinem alten Arbeitgeber kündige und die neue Stelle annehme …

»… dann würdest du dich erst einmal eine Zeit lang nicht trauen, schwanger zu werden?«, vermutete ich.

»Genau. Irgendwie hätte ich dabei ein schlechtes Gewissen. Es ist auch eine eher kleine Firma, die das weniger leicht verkraften könnte als das Großunternehmen, für das ich im Moment arbeite. Trotzdem, das Angebot würde mich schon reizen. Andererseits ist das Ticken meiner biologischen Uhr auch nicht mehr lange zu überhören … Kurt«, seufzte Stefanie,

»was soll ich bloß tun?«

»Wer ist dein gegenwärtiger Lernpartner?«, erkundigte ich mich.

»Gernot.«

»Gut. Dann würde ich vorschlagen, dass er sich in einer eurer nächsten Sitzungen mal um das Thema kümmert. Aber frag ihn nur, ob du den Arbeitsplatz wechseln sollst oder nicht. Darüber hinaus gibst du ihm am besten keine Infos. Sag also auch nichts von eurem Kinderwunsch. Mal schauen, was passiert …«

Nachdem Stefanie Gernot ihre Frage gestellt hatte – und zwar, wie besprochen, ohne den Hintergrund zu erklären –, verband sich der angehende Schamane mit seinem Führungsgeist und staunte nicht schlecht, als er in einer Vision sah, wie der Bauch der Frau wuchs und wuchs.

»Sag mal … begann er dann, »ich will dir ja nicht zu nahetreten, Stefanie, aber dein Bauch … also entweder du nimmst in den nächsten Monaten irrsinnig zu … oder … Stefanie … ich glaub, du kriegst ein Kind.«

Stefanie strahlte wie das berühmte Honigkuchenpferd und antwortete nur: »Jetzt weiß ich Bescheid. Ich danke euch, dir und deinem Führungsgeist. Ihr habt mir wirklich sehr weitergeholfen.«

Sie behielt ihren alten Arbeitsplatz und wurde wenige Monate später tatsächlich schwanger. Stefanie und ihr Mann waren überglücklich und freuten sich auf ihr Kind.

Wenn sich ein Fenster öffnet

Mit dem dritten Auge schauen wir wie durch ein Fenster in die andere Welt. Und die traumähnlichen Visionen, die uns dieser Blick offenbart, sind Antworten auf unsere Fragen, auch wenn sie als Metaphern auftreten. Dann liegt es an uns, die erhaltenen Bilder mithilfe unseres Gefühls zu entschlüsseln, um sie zu deuten.

Gelingt uns diese emotionale Dechiffrierung des Films, den wir bei der Visionsarbeit empfangen, nicht auf Anhieb, dürfen wir bei seinen Regisseuren, Kulissenbauern, Mitwirkenden und Castingdirektoren – der geistigen Welt – nachhaken und sie bitten, uns bei der Entschlüsselung zu helfen.

Unsere Führungsgeister sind immer gern bereit, unsere Fragen zu beantworten.

Praktikum

Traumdeutung und Weissagen

Traumarbeit

Da die mitfühlenden Geister sehr daran interessiert sind, sich spirituellen Menschen mitzuteilen, sie zu fördern und zu unterstützen, können Sie damit rechnen, häufig große Träume zu haben, sobald Sie den Kontakt mit den Spirits einmal hergestellt haben. Einige dieser Träume werden auch Ihrer Initiation dienen.

Halten Sie von jetzt an Schreibzeug auf dem Nachttisch bereit.

Bitten Sie Ihren Führungsgeist vor dem Einschlafen, Sie nur aus dem Schlaf zu holen, wenn er bedeutende Informationen für Sie hat, und bedanken Sie sich schon vorab, dass er Sie nach einem wichtigen Traum weckt.

Sobald dies der Fall ist, schreiben Sie sich auf, was Sie geträumt haben.

Versuchen Sie aber nicht, es jetzt schon zu deuten. Notieren Sie sich einfach alles, ohne jegliche Bewertung, möglichst unvoreingenommen.

Dann schlafen Sie wieder ein, wie sonst auch.

Sollten Sie in der Nacht noch einmal von einem Traum aufwachen, verfahren Sie genauso.

Am nächsten Tag lesen Sie sich die nächtlichen Notizen durch und entscheiden, ob Sie Ihren Führungsgeist zu Ihrem Traum/Ihren Träumen befragen wollen.

Wenn ja, verbinden Sie sich mit ihm und steigen an der für Sie emotional anrührendsten Stelle in den Traum ein.

(Tag-)Träumen Sie ihn von dort an zu Ende.

Achten Sie dabei, wie schon gewohnt, auf die Visionen, die Sie erhalten.

In aller Regel ergibt sich die Bedeutung des Traumes auf diese Weise wie von selbst. Wenn Sie sich nicht sicher sind, fragen Sie bei Ihrem Führungsgeist nach.

Abschließend bedanken Sie sich und lösen die Verbindung.

Weissagen

Nachdem Ihr Klient sein Anliegen vorgetragen hat, verbinden Sie sich mit Ihrem Führungsgeist und bitten ihn, Sie zu dem Spirit zu geleiten, der die wesentlichen Informationen über Ihren Klienten hat. (Das kann ebenfalls ein Führungsgeist sein, ein verstorbener Verwandter, der Hüter des Ortes, in dem der Betreffende lebt, oder zum Beispiel auch ein Engel.)

Visualisieren Sie die Wesenheit, die Ihnen Ihr Führungsgeist gezeigt hat, und bitten Sie auch diese in Ihre Aura.

Spüren Sie, wie Sie sich mehr und mehr mit der zweiten Wesenheit verbinden, bis Sie eins mit ihr werden.

Achten Sie auf Ihre Gedanken. Es sind Botschaften.

Manchmal nimmt man es so wahr, als stammten die Worte oder Sätze, die auftauchen, von einer fremden Stimme. Manchmal übermittelt das Geistwesen die Botschaft auch in Form von Gefühlen. Oder es schickt einem Visionen.

Sie selbst werden die Hinweise, die Sie erhalten, nicht unbedingt verstehen, und das ist auch gut so. Denn je weniger Sie begreifen, desto eindeutiger werden die Informationen für Ihren Klienten sein.

Geben Sie deshalb alle Ihre Visionen, Eindrücke oder Gefühle möglichst exakt an ihn weiter.

Natürlich kann es auch sein, dass Ihnen Zweifel kommen. Konzentrieren Sie sich dann ganz auf Ihren Führungsgeist und die andere Wesenheit, mit der Sie sich verbunden haben. Folgen Sie dieser, wohin sie Sie auch tragen mag.

Lassen Sie alles zu, versuchen Sie nichts zu unterdrücken. Sprechen Sie einfach aus, was Sie wahrnehmen.

Zwischendurch darf Ihr Klient Fragen stellen, die Sie anhand der Visionen, die Sie erhalten, beantworten – so lange, bis er nichts mehr wissen möchte oder Sie das Gefühl haben, dass es besser wäre, die Sitzung zum Abschluss zu bringen.

Zur Beendigung des Rituals bedanken Sie sich bei der Wesenheit, die Sie unterstützt hat, und bitten sie, Ihre Aura nun wieder zu verlassen.

Anschließend lösen Sie wie gewohnt auch die Verbindung mit Ihrem Führungsgeist.

Zwei Bemerkungen noch:

Sie werden bei dieser Arbeit nie alles über Ihren Klienten erfahren, womöglich bleiben Ihnen sogar wichtige Informationen über ihn vorenthalten, aber auch das soll so sein, denn als mitfühlendes Wesen wird Ihr Führungsgeist genau darauf achten, dass nur diejenigen Informationen zu Ihnen durchdringen, die für Ihren Klienten gut sind.

Falls Sie also das Gefühl haben sollten, dass die Informationen, die Sie erhalten, unklar sind und Ihren Klienten nur verwirren, kann genau das in der Absicht der mitfühlenden Spirits liegen.

Lassen Sie sich nicht entmutigen, wenn Ihre ersten Erfolge beim Weissagen noch zu wünschen übrig lassen.

Bleiben Sie am Ball! Mit zunehmender Übung wird sich Ihre Sehergabe immer mehr verbessern.

Zum Schluss ein herzliches Dankeschön

In den hinter uns liegenden Kapiteln, in denen wir Einblick in die eng vernetzte Welt der Geister nehmen durften, ist bei Ihnen, wie ich hoffe, ein Gefühl für die schlichte Komplexität des schamanischen Heilens entstanden.

Und wenn ich diese jetzt in einem Satz zusammenfassen sollte, dann würde er lauten: Wir sind nie allein. Wir werden von einem Heer unsichtbarer Helfer begleitet und geführt, das immer da ist, um uns in unserer Entwicklung zu fördern und Heilung zu bewirken.

Dafür bin ich dankbar. Ich bin dankbar für alle Botschafter, die uns die Schöpfung schickt.

Die Geister sind um uns und unterstützen uns. Es ist wie bei einer Familie. Auch wenn nicht alle Angehörigen jederzeit anwesend sind, wissen wir doch, dass sie da sind.

Für meine eigene Entwicklung versuche ich der Empfehlung meines indianischen Freundes Sequoyah Trueblood, eines Stammesältesten der Choctaw/Cherokee First Nations in Kanada, zu folgen. Er sagte einmal:

»Seid dankbar für alles, was euch geschieht. Wenn euch Leid geschieht, sagt danke. Wenn ihr getadelt werdet, sagt danke, wenn ihr kritisiert werdet, sagt danke, wenn ihr gelobt werdet, sagt danke. Wenn ihr angegriffen werdet, sagt danke. Wenn ihr euch verteidigen müsst, sagt danke. Wenn ihr ärgerlich seid, sagt danke. Wenn ihr geachtet werdet, sagt danke, wenn ihr gehasst werdet, sagt danke, wenn ihr geliebt werdet, sagt danke. Wenn es euch schlecht geht, sagt danke, wenn es euch gut geht, sagt danke.

Alles, was euch in eurem Leben geschieht, ist eine Botschaft der Spirits.

Sobald ihr euch für alles, was euch in eurem Leben geschieht, bei den Spirits bedanken könnt, entsteht in euch tiefer Frieden. Und wenn ihr diesen tiefen Frieden erlangt habt, seid ihr zu bedingungsloser Liebe fähig.«

In diesem Sinne bedanke ich mich bei den Menschen, die meinen Lebensweg kreuzen, die mir Lektionen erteilen oder mich annehmen, wie ich bin. Ich bedanke mich auch bei Ihnen, die Sie mich durch dieses Buch begleitet haben.

Mein größter Dank aber gilt meinen mitfühlenden Führungsgeistern, die mir jederzeit mit Rat und Hilfe zur Verfügung stehen.

Literaturempfehlungen

Carlos Castaneda
Die Kunst des Träumens
Fischer, Frankfurt am Main 1998
Castaneda begibt sich mit Hilfe der Träume auf eine Entdeckungsreise in die Welten des Geistes, von denen unsere kleine materielle Realität umgeben ist.

Mircea Eliade
Schamanismus und archaische Ekstasetechnik
Suhrkamp, Frankfurt am Main 1975
Bei ihrem Erscheinen war Eliades Darstellung des Schamanismus der erste Versuch, dieses Phänomen umfassend darzustellen.

Joachim Faulstich
Das Innere Land
Knaur TB, München 2006
Faulstich zeigt überzeugend, wie wir durch Bewusstseinsreisen die Grenze zwischen Leben und Tod überschreiten können.

Schwarzer Hirsch
Ich rufe mein Volk
Lamuv, Göttingen 1999
Leben, Visionen und Vermächtnis des letzten großen Sehers der Ogalalla-Sioux.

Michael Harner
Der Weg des Schamanen.
Das praktische Grundlagenwerk zum Schamanismus
Ansata, München 2011
Michael Harner kommt das große Verdienst zu, die westliche Welt an den Schamanismus herangeführt zu haben.

Holger Kalweit
Die Welt der Schamanen
Schirner, Darmstadt 2004
Der Autor führt den Leser in das überaus lebendige Reich der Seele zurück. Auf diesem Weg dienen die Schamanen der indigenen Kulturen als erfahrene Reiseführer.

Clemens Kuby
Unterwegs in die nächste Dimension
Goldmann, München 2008
Kuby reiste zwei Jahre lang rund um die Welt, begegnete zahlreichen Heilern und Schamanen und recherchierte Phänomene des Heilens, die uns normalerweise verborgen bleiben.

Geseko von Lüpke
Altes Wissen für eine neue Zeit
Kösel, München 2008
Siebzehn Gespräche mit Heilern und Schamanen aus fünfzehn Ländern.

Thomas E. Mails
Fools Crow: Das indianische Heilwissen des Schamanen Fools Crow
Arun, Uhlstädt-Kirchhasel 2010
Fools Crow schildert dem Autor die rituellen Traditionen und Heilungspraktiken der Lakota und erklärt, wie sich das menschliche Bewusstsein auf die Ebene der Geister ausdehnt.

Sogyal Rinpoche
Das tibetische Buch vom Leben und vom Sterben
Knaur TB, München 2010
Der Untertitel dieses Werkes lautet Ein Schlüssel zum tieferen Verständnis von Leben und Tod. Und besser kann man den Inhalt nicht zusammenfassen.

Jeanne Ruland
Krafttiere begleiten Dein Leben
Schirner, Darmstadt 2004
Eine praktische Einführung in das Thema: einhundert Krafttiere nebst Abbildung, möglichen Anrufungsritualen und Erklärung ihrer Bedeutung.

Matthew Fox und Rupert Sheldrake
Engel – die kosmische Intelligenz Schirner
Darmstadt 1999
Der Theologe Matthew Fox und der Naturwissenschaftler Rupert Sheldrake stellen übereinstimmend fest, dass Engel Realität sind, dass sie eine Intelligenz verkörpern und viel gewaltigere und mächtigere Wesen sind, als wir je vermutet hätten.

Wolf-Dieter Storl
Mit Pflanzen verbunden
Heyne, München 2009
Ders.,
Heilkräuter und Zauberpflanzen: zwischen Haustür und Gartentor
Knaur TB, München 2007
Für Wolf-Dieter Storl sind Pflanzen Persönlichkeiten mit eigenem Wesen, die zu uns sprechen, uns inspirieren und Träume schenken.

Über den Autor

Kurt J. Fenkart arbeitete viele Jahre für bekannte Unternehmen und Institutionen als Coach für Führungskräfte und Mitarbeiter. Seine Vorliebe für die Heilweisen und Rituale der Naturvölker führten ihn zu traditionellen Schamanen in Peru, Venezuela, USA, Kanada, Indien, Ladakh, Mongolei, Nepal und Bali. 2005 machte er seine Berufung zum Beruf und gründete gemeinsam mit seiner Frau die Schamanismus-Akademie, um Schamanismus in einer für den westlichen Menschen praktizierbaren Form zu unterrichten.

Kurt Fenkart ist davon überzeugt, dass schamanische Fähigkeiten in jedem Menschen vorhanden sind. Diese Überzeugung brachte er bereits in seinem ersten Buch Auch Du bist ein Schamane zum Ausdruck.

Kontakt zum Autor und viele Infos über die qualifizierte Ausbildung zum Schamanen an der von Kurt Fenkart gegründeten Akademie für internationalen Schamanismus erhalten sie im Internet.

Besuchen Sie dazu einfach:
www.schamanismus-akademie.com

In den Ausbildungslehrgängen erlernen Sie das uralte Wissen der Schamanen in moderner, leicht praktizierbarer Form!